ÁLAMO:
CÓMO MEJORAR TU SISTEMA INMUNOLÓGICO DE FORMA NATURAL

Descargo de responsabilidad médica

Este libro detalla las experiencias personales y las opiniones del autor con respecto a la medicina natural.

El autor no es un proveedor de atención médica.

El autor y el editor proporcionan este libro y su contenido "tal cual" y no

representaciones o garantias de cualquier tipo con respecto a este libro o su contenido. El autor y editor

rechazar todas esas representaciones y garantias, incluidas, por ejemplo, las garantías de comerciabilidad y

asistencia sanitaria para un fin particular. Además, el autor y el editor no declaran ni garantizan que la información accesible a través de este libro es precisa, completa o actual.

Las declaraciones hechas sobre productos y servicios no están destinados a diagnosticar, tratar, curar o prevenir ninguna afección o enfermedad. Por favor consulte con su propio médico o especialista en atencion médica sobre las sugerencias y recomendaciones hechas en este libro.

Excepto como se especifica específicamente en este libro, ni el autor o editor, ni ningún autor, contribuyente u otros representantes serán responsables por los daños que surjan o estén relacionados con el uso de este libro.

Esta es una limitación integral de responsabilidad que se aplica a todos los daños de cualquier tipo, incluidos (sin limitación) compensatoria; daños directos, indirectos o consecuentes; pérdida de datos, ingresos o ganancias; pérdida de o daños a la propiedad y reclamos de terceros.

Usted comprende que este libro no pretende ser un sustituto de la consulta con un profesional de la salud con licencia, como su médico. Antes de comenzar cualquier programa de atención médica o cambiar su estilo de vida en cualquier de esta manera, consultará a su médico u otro profesional de la salud con licencia para asegurarse de que está en buen estado salud y que los ejemplos contenidos en este libro no le harán daño.

Este libro proporciona contenido relacionado con problemas de salud física y / o mental. Como tal, el uso de este libro implica su aceptación de este aviso legal.

PRÓLOGO

SER UN ÁLAMO

¿Por qué partiríamos desde la imagen de un álamo y no por la del cuerpo humano? Quizás en algún momento de tu vida te habrás topado con un árbol cuya apariencia resulta imponente y maravillosa, uno cuya altura te haga dudar sobre el verdadero alcance de tu visión. Bueno, un álamo cuenta con esas características: forma parte de la familia de las salicáceas, tiene grandes hojas llenas de un brillante color dorado justo en el otoño -lo que resulta, de por sí, todo un espectáculo-, la altura de quince personas y un tronco de un metro de diámetro afianzado por raíces fuertes. Sí, la verdad es que el álamo es un árbol que denota fortaleza ante otros. Y además es curioso que su resina (ese pequeño recubrimiento que lo protege de insectos y patógenos), a nivel medicinal, pueda aliviar el dolor, la congestión nasal, y hasta mejorar el apetito. Pero bueno, te preguntarás entonces a qué viene todo este cuento del Álamo si leerás un libro sobre cómo fortalecer el sistema inmunológico de forma natural. Pues, todos los seres vivos pueden defenderse naturalmente de posibles patógenos (bacterias, virus, hongos, etc). En particular, nuestro cuerpo, tu cuerpo, cuenta con la grandeza de defenderse a sí mismo desde el nacimiento.

De hecho, solo 1 de cada 100.000 bebés nacen con inmunodeficiencia combinada grave o SCID. Sin embargo, es un hecho que damos por sentado: nadie quiere enfermarse pero en realidad ¿nos hemos detenido a pensar cómo podemos evitarlo? Primero, regresemos a la imagen del álamo e imaginemos que somos uno. ¿Qué sería lo más evidente? que la naturaleza nos haya dotado de todos los mecanismos de defensa para crecer (quizás no 30 metros de altura), tener raíces fuertes y hojas. Ahora, ¿qué pasaría si ese mismo árbol fuese atacado por insectos? O, en el peor de los casos: por la tala o por el fuego ¿Resistiría lo suficiente? Durante esta lectura encontrarás todas las respuestas que seguramente te has planteado sobre el sistema inmunitario, cómo funciona y qué puedes hacer para ayudarlo a seguir protegiéndote de todo lo que quiera atacar a tu organismo. Recordemos dos cosas antes de iniciar este recorrido: primero, el sistema inmunológico funciona para protegernos; y segundo, existen maneras naturales, y a nuestro alcance, para apoyarlo, asegurándonos así de llevar un vida saludable, larga y feliz; como álamos.

CAPÍTULO I
Raíces ¿De dónde parte lo "inmune"?

Lo inmune es aquello que no puede ser dañado por un agente externo. Un ejemplo perfecto puede explicarse con algo que nos ha pasado al menos una vez en la niñez: raspaduras en las rodillas. Aunque nuestra piel sea el órgano más grande del cuerpo y que es a su vez cumple el rol de barrera natural ante factores externos, termina cediendo al contacto brusco con el asfalto. Entonces, ¿qué sucede luego? Pues que, al no tratarse de una herida grave, con el pasar de unos días irá sanando hasta cicatrizar. Luego de la costra: la mancha; después de algunos años: su desaparición. Y sí, no hay duda de que la piel es un órgano muy generoso, con una capacidad casi fantástica de sanar y de regenerarse a sí mismo pero... ¿eso la convierte en "inmune"?.

Reflexionemos sobre qué quiere decir, exactamente, la frase "regenerarse por sí mismo". Suena casi como un hecho milagroso pero no, no es la piel quien cuenta con las propiedades para convertirse en la barrera más fuerte que tenemos ante las bacterias, virus y hongos. Se trata del "sistema inmunológico", un entramado que es parte del organismo cuya principal función es protegernos desde el nacimiento. Ahora, la inmunología es la especialidad médica que se encarga del estudio del sistema inmunológico y sus diversos casos; una que les toma a los médicos cinco años para dominarla. Y sí, es normal que nos provoque un poco de inseguridad el querer adentrarnos en la misma. Sin embargo, ¡nada más lejos de eso!

No hay que ser un experto para entender cómo funciona nuestro cuerpo, de hecho es parte de nuestra responsabilidad y resulta un descubrimiento maravilloso ¿Por qué casi nunca nos enfermamos o por qué padecemos ciertas patologías frecuentemente? ¿Por qué hay enfermedades que nunca se repiten, como la viruela? ¿Por qué sanan nuestras heridas? Con suerte, te sorprenderá saber que cada una de las respuestas te guiarán hacia un estado de consciencia plena sobre ti mismo, tu cuerpo, la manera en la que este se manifiesta ante todo lo que nos rodea. ¡Empecemos entonces!

¿QUÉ ES EL SISTEMA INMUNOLÓGICO Y DÓNDE LO UBICAMOS?

Principalmente, se trata de un mecanismo de defensa natural que tenemos al nacer y que puede ser reforzado por métodos naturales. Se encarga, básicamente, de funcionar como una capa protectora ante patógenos; esos que conocemos como bacterias, hongos y virus. Esta capa se conforma por células inmunitarias (glóbulos blancos) que se encuentran en la sangre. Es decir que, abarca todo el cuerpo humano aunque se concentren en los ganglios linfáticos[1] (que se inflaman cuando tenemos una infección) y en el bazo.

Aquí es donde debemos vernos como un álamo (protagonista hasta ahora de este libro). Como ya todos sabemos, un árbol parte de sus raíces, estas son el soporte para crecer. Luego, detallamos el tronco, las ramas e incluso las flores. Entonces, si fuésemos un ser arbóreo: nuestras raíces serían el sistema inmunológico innato y el tronco nuestro cuerpo en desarrollo constante. Nos quedarían, pues, las ramas y sus hojas: estas no son más que las características particulares que tiene cada cuerpo con respecto a su sistema inmune. Pero aún no llegaremos a esa parte. Por el momento, necesitamos empezar por las raíces, ¿no?

RAMAS FLORES
TRONCO

Neutrófilo Macrófago Linfocitos Dendríticas
RAÍZ
Glóbulos blancos (Células inmunitarias)

Como verás, nuestra raíz está compuesta por cuatro células inmunitarias: neutrófilo, macrófago, linfocitos y dendríticas. Cada una de estas desempeña una labor de defensa particular: neutrófilo (destruir microbios en lesiones o heridas de la piel); macrófago (destruye o, literalmente se come, cualquier patógeno en la piel, pulmones, estómago, hígado e intestinos); dendríticas (son informantes: cuando perciben algún patógeno, envían la información a las demás células); y, finalmente, los glóbulos blancos más empoderados: linfocitos, quienes son responsables de crear los famosos "anticuerpos".

Vamos a detenernos un momento para conocer de cerca a los linfocitos, que se dividen en tres: linfocito B, linfocito T colaborador y linfocito T citotóxico. Cada uno tiene un rol específico para protegernos. Primero, el linfocito B se encargan de producir anticuerpos que se unen al patógeno para que el sistema inmunológico lo elimine. En tal batalla contra los patógenos, los linfocitos T colaboradores sirven para eso, "colaborar" con los linfocitos B para que estos produzcan más anticuerpos. Al aumentar la cantidad de anticuerpos, los macrófagos (esos que se comen, literalmente, a los virus, bacterias, hongos...) se lucirán mejor.

Sí, puede parecer bastante complejo pero imaginemos que se trata de una amistad entre glóbulos blancos, de trabajo en equipo donde cada uno tiene un papel crucial al momento de protegernos. Bueno, y entonces te preguntarás por qué hemos evadido tanto a los linfocitos T citotóxicos; se debe a que creemos en el dicho "el final para lo mejor". Este tipo de linfocito son las verdaderas estrellas en el grupo de glóbulos blancos: eliminan esas células que, a pesar de todo el esfuerzo, infectaron los virus.

Recordemos: 1. Los macrófagos y neutrófilos destruyen y se comen patógenos enteros. De hecho, pueden también triturar bacterias, dividirlas en partes mínimas para eliminarlas en su totalidad. 2. Los linfocitos B producen anticuerpos para evitar las toxinas bacterianas (sustancia que liberan las bacterias al entrar en nuestro cuerpo). Los anticuerpos son muy importantes. Cumplen su trabajo con tanta competencia que hasta se anclan o adhieren a los virus para que no lleguen a las células. 3. Los linfocitos citotóxicos son rastreadores de células ya infectadas, eliminándolas para evitar que infecten a otras, es decir: la propagación de la infección.

EL SISTEMA LINFÁTICO: SU FUNCIÓN INMUNE

Explicar a detalle qué es el sistema linfático y cada una de sus funciones podría abarcar este libro entero y mucho más. No creemos necesario invertir tanto tiempo de lectura para entenderlo, desde un punto de vista muy general y accesible. Sobre todo porque repasaremos solo su función inmune, que es lo que estamos indagando, ¿no? ¡Entonces, vayamos al punto!

Si ya sabemos que las células inmunitarias o glóbulos blancos se encuentran en la sangre, pues era de esperarse que el sistema linfático tuviese un *parnert in crime* (bueno, quizás no "en crimen" sino para "evitar el crimen"): el sistema circulatorio. Es por esto que todo parte de nuestro corazón, que desde un punto de vista romántico también tiene todo el sentido ¿no? Por el corazón, gracias a su bombeo de sangre y su proceso circulatorio que incluyen filtración, encontraremos la linfa, un líquido transparente que circula en el sistema linfático; es allí donde se encuentran los glóbulos blanco o células inmunitarias.

LA MEMORIA INMUNOLÓGICA

Nuestro sistema inmunológico cuenta con una característica increíble: este tiene memoria. Lo que quiere decir que existen enfermedades o patógenos específicos que, al ser asimilados o percibidos por las células inmunológicas, quedan grabados en su memoria. Por lo tanto, se crea una capa más fuerte de protección ante el posible regreso de los mismos; por ejemplo: la varicela.[2] Solo una vez en nuestras vidas la padecemos, ya que nuestro sistema la memoriza a la perfección. Ahora, todo esto sucede solo cuando nuestro sistema inmunológico funciona correctamente, cuando no está debilitado.

Entonces, según el mecanismo de la memoria inmunológica, ¿es necesario caer enfermo para que las células reconozcan al patógeno y así no volver a enfermarnos? No, por supuesto que no. En la actualidad no tenemos que sufrir los síntomas de una enfermedad (al menos no las conocidas a nivel médico) para no padecerlos en el futuro.

Sin embargo, retomemos el concepto de la memoria inmunológica y su funcionamiento natural (sin vacunas) cuando el sistema inmunológico funciona correctamente, cuando no está debilitado. Existe múltiples formas y terapias no farmacológicas que podemos implementar en nuestras vidas para fortalecer el sistema inmunológico, nuestro árbol, y así evitar atrapar ciertos virus.

¿Por qué decimos "ciertos virus" y no "todos los virus"? Porque así como las plantas tienen defensas naturales para repeler patógenos, siempre y cuando se nutran de la tierra, agua y sol; nuestro cuerpo también. En el caso de las plantas, resulta necesario apoyar esa protección natural con pesticidas (tanto naturales como químicos) ante patógenos ya estudiados y que, por lo tanto, podrían evitarse [3].

¿SOMOS INVENCIBLES?

Como los árboles, a pesar de lucir frondosos y llenos de vida, podemos ser atacados de manera inesperada: incendios forestales y tala. De hecho, somos vulnerables al paso de las estaciones: en algunas nos sentimos mejor que en otras, ¿no? Cada inicio de temporadas frías, apoyamos a nuestro cuerpo abrigándolo, tomando bebidas calientes y consumiendo alimentos que aporten vitamina D. Quizás te haya pasado que, cuando los días nublados se extienden o el sol se oculta muy temprano, sientes que tu ánimo decae, te llenas de tristeza; incluso esto podría conllevar a casos de Trastorno Afectivo Estacional. Sí, nuestro cuerpo produce naturalmente vitamina D para evitar tales estados, pero al carecer de luz solar es necesario darle una pequeña ayuda.

Yendo al otro extremo: en verano, debemos aplicarnos protector solar para cuidar nuestra piel, ¿ahora ves cómo de manera inconsciente apoyamos, en el mejor de los casos, a nuestro sistema inmunológico en momentos determinados? El cambio de estaciones o el hecho de realizar una mudanza de ciudad, de país, una ruptura amorosa, un pequeño *breakdown*, son alteraciones que al acontecernos solemos colocarlas dentro de lo "esperado", algo con lo que podemos lidiar y hasta superar. Pero, ¿qué sucede cuando esa alteración es más grave, cuando la vulnerabilidad de nuestro cuerpo va más allá?

El mundo está lleno de patógenos, cuerpos ajenos al organismo, es decir que siempre estamos en constante exposición. La historia nos muestra cómo la humanidad ha atravesado enfermedades letales generadas por virus y bacterias: sarampión, la mal llamada "peste española", viruela, peste negra y el VIH (Síndrome de Inmunodeficiencia Adquirida). Y sí, la viruela, que en la actualidad podría parecernos inofensiva y hasta "normal", arrastra consigo la muerte de más de 300 millones de seres humanos, ¿puedes creerlo? ¿Qué sucedió entonces con el sistema inmunológico en esos casos?

La ciencia nos explica qué sucede, cómo se manifiesta y de qué manera tratarlo. Sin embargo, sentir estrés o temor a ser vulnerables es comprensible, es humano. No, no somos invencibles pero sí podemos, en esencia, fortalecer nuestro cuerpo de manera natural para resistir y sanar. Por supuesto, en un escenario un poco o muy distinto (dependiendo de su propia complejidad) existen millones de personas que padecen enfermedades infecciosas, auntoinmunitarias, alergias y cáncer. Evidentemente, necesitan más que medios naturales para emprender un combate aún más cuando su propio sistema inmunológico juegue en su contra. Sin embargo, en tales casos la terapia holística juega un rol significativo.

Por otro lado, aunque no seamos ese álamo que ya padece, sino el que está al lado o al frente o veinte hectáreas más allá, conocer cómo funciona otras patologías podría generar empatía, una cualidad bellísima y noble de la psicología humana.

CAPÍTULO II
Altura inesperada: algunas enfermedades autoinmunitarias sistémicas y alergias.

Esto sonará un tanto descabellado pero el sistema inmunológico también puede atacar al propio cuerpo mediante enfermedades autoinmunitarias sistémicas (EAS), afectando a uno o más órganos. Lo que podría producir más perplejidad es que existen más de cien enfermedades autoinmunitarias, entre estas: lupus, esclerosis, vitiligo, psoriasis, nefritis, colitis ulcerosa, artritis reumatoide, entre muchas más; afectando al 20% de la población mundial.

Cada una de esas enfermedades deben ser diagnosticadas por especialistas médicos, así que lo que mencionaremos sobre algunas de estas, no son más que referencias para comprender cómo, de manera general, funciona nuestro sistema inmunológico. Es decir que, jamás debería ser tomado este libro como guía para un posible diagnóstico y, mucho menos, para inducir a la automedicación.

ENFERMEDADES AUTOINMUNITARIAS

¿Recuerdas cómo las células inmunitarias nos protegen de agentes dañinos o patógenos, cómo son raíz? Pues, muchas veces esas mismas células desconocen tu propio cuerpo, lo creen ajeno, así que lo atacan. ¿Cómo pasa esto? Pues, en el caso común de la artritis reumatoide: la articulación contiene una matriz extracelular que contiene colágena y proteína para atraer a las células; por lo tanto estas entran y salen constantemente. Cuando existe tal enfermad inmune se debe a que las células desconocen todo lo que contiene la matriz extracelular. Entonces, al desconocerla, entran la matriz pero salen poco, lo que produce la inflamación.

En el caso de las alergias, sucede algo muy curioso y es que estas no son más quereacciones inmunitarias. Es decir, literalmente las alergias podrían definirse como "cuando nuestro sistema inmunológico exagera". Por ejemplo, si eres alérgico al polvo casero, el alérgeno (lo que produce la alergia) son los ácaros del polvo. Pero ese pobre ácaro no afecta a toda población porque no todos los sistemas inmunológicos los encuentran amenazantes sino como lo que son: ácaros y ya.

Funciona básicamente así: existen unas células inmunitarias llamadas mastocitos. Las personas alérgicas cuentan con un anticuerpo especial llamado IgE que se adhiere a esos mastocitos. Entonces, cuando la IgE se encuentra (siguiendo el caso común de la alergia al polvo casero) con el ácaro del polvo, el mastocito lo ve como un enemigo. Y bueno, los mastocitos son como una especie de erizo; al activar su mecanismo de defensa provoca que la piel se inflame, estornudos, etc. En conclusión, mientras más alto sea el IgE, más sensible será una persona alérgica ante cualquier alérgeno.

CAPÍTULO III
HOJAS DORADAS: ¿CÓMO MEJORAR NUESTRO SISTEMA INMUNOLÓGICO?

Si has llegado a este libro es porque te interesa saber cómo podrías apoyar a tu sistema inmunológico para que este pueda defenderte de virus, bacterias, microbios, hongos y cualquier otro ente ajeno a tu cuerpo. Es por esto que veremos, poco a poco, factores que podrían ayudarte.

BUENOS HÁBITOS O HIGIENE DEL SUEÑO

Dormir es esencial para la buena salud del ser humano. Dormir es parte del amor propio, de permitirnos el descanso del cuerpo y de todas las actividades que realizamos día a día. Independientemente de si tuvimos un día de trabajo, agitado o no, dormir es necesario para que el organismo funcione de manera correcta. Desde el nacimiento, los pediatras recomiendas horas específicas para el sueño de bebés, recalcando que este proceso es determinante para un desarrollo óptimo.

En los adultos, está recomendado dormir entre 7 y 8 horas. Algunos lo cumplimos, otros no tanto. Y estos últimos muchas veces no son responsables de "no cumplirlo", no es una decisión voluntaria. Sus horas de sueño se reducen a 5 y hasta a 4 por la misma dinámica del siglo XXI. Supongamos que una empleada o empleado tiene una carga horaria desde las 8:00hs hasta las 18:00hs, y que, además, le toma 2 horas el trayecto entre su casa y lugar de trabajo. ¿Cuánto podría dormir?

Ahora, consideremos el caso de adolescente o estudiantes universitarios. Quizás esta sea la población con mayores desórdenes de sueño. Y sí, los desórdenes de sueño son los archi-enemigos de los buenos hábitos de sueño. Estos hábitos toman pocos días, menos de un mes, en establecerse. De hecho, el cuerpo es tan maravilloso que se adapta a los mismos y si son buenos, los celebra. Entonces, como verás, no es que deberías dormir 12 horas al día para mantener una buena salud, no exageremos, ¿sí? Solo debemos encontrar un punto donde nuestro cerebro ya sepa: es hora de descansar, de dormir sin interrupción por un tiempo determinado. ¡Suena muy difícil! Pero no lo es.

Decir "dormir es esencial para la buena salud del ser humano" incluye al sistema inmunológico. Los buenos hábitos de sueño ayudan a fortalecer al mismo. Ahora, estos dos "sueño y sistema inmunológico", son co-dependientes. ¿Por qué? Pensemos en cuando tenemos gripe, se produce una infección que causa malestar, dolores en los músculos, fiebre, congestión nasal, tos, etc. Tales síntomas nos dicen: vale, necesitas dormir más. Y sí, evidentemente "guardar reposo" es estar en cama, lo que conlleva a la pronta mejoría. ¿Entonces se derrumba por completo la teoría de que debemos dormir ochos horas diarias?

No, no se derrumba. Lo que sucede es que cuando no tenemos ningún virus, cuando nuestras células no sufren infecciones, estamos sanos. Y estar sano también incluye el dormir esas ocho horas para mantener una buena salud. Dormir lo necesario le da un abrazo al sistema inmunológico y este lo agradece protegiendo más al cuerpo. Y, viceversa, cuando el sistema inmunológico se debilitada, perdiendo un poco esa batalla contra los virus (ya que bueno, así funciona nuestro organismo, como reflexionamos en el primer capítulo), le regresa ese abrazo a "el dormir" pidiéndole que su amplíe su extensión: duerme más hasta que nuestro cuerpo se sienta mejor, hasta que regrese a su estado de buena salud.

Nada difícil, solo es cuestión de equilibrio. Si tenemos buenos hábitos (también llamada higiene) de sueño, el sistema inmunológico se fortalecerá, reduciendo las posibilidades de que los patógenos nos enfermen. Perfecto, solucionado. Descansar tiene beneficios: Disminuye el riesgo de infección ya que apoya a las células inmunitarias. De hecho, de haber contraído un virus, se reduce el período de infección (sanamos más rápido). Entonces dirás: "muy bien pero es que mi problema no es que la dinámica del XXI no me permita dormir sino que, literalmente, no puedo (insomnio)."

El insomnio puede deberse a diversos motivos pero en algunos casos es patológico, por lo que debe ser tratado por un especialista. Ahora, si tus problemas para conciliar el sueño son recientes o responden a malos hábitos que has adquirido: trasnocharte para terminar un serie de televisión, para ver películas, jugar videojuegos, revisar cien veces el timeline de tus redes sociales sin motivo alguno...Es totalmente normal que al pasar los días no solo te cueste conciliar el sueño sino que este se invierta: dormir durante el día y estar activo durante la noche.

El sueño invertido es muy común y no debes sentir culpa por ello. De hecho, para comprender tus recientes problemas de insomnio debes partir por sincerarte contigo mismo. Reflexiona en cuáles momentos, en cuáles horas estás más activo, sientes más energía, produces más (no en las últimas tres semanas, sino hasta donde te alcance la memoria).

Hay personas que escriben, leen, trabajan o estudian mejor por las noches; en general hasta prefieren el crepúsculo, el atardecer, la noche, la luna. Todo eso les hace sentir cómodos para realizar cualquier actividad. Bueno, si te sientes identificado con ello, puede que seas una persona nocturna. Por otra parte, si despiertas feliz con los rayos del sol y tu cerebro se activa al 10000% para trabajar, hacer ejercicio, salir a realizar cualquier actividad o quedarte en casa pero nunca en cama; eres una persona diurna. Y, como ya estamos hablando de tus flores como árbol: si eres nocturno o nocturna, tus pétalos se abren casi al mediodía y se cierran muy tarde en la noche; si eres diurno o diurna, tus pétalos se despliegan con la salida del sol y se cierran cuando sale la luna.

Entiendo que después de leer cómo podría ayudarte el sueño, querrás hacerte un experto o al menos conocer cómo podrías mejorarlo, tener higiene de sueño. Pues, veamos algunas recomendaciones:

1. Prepararte para dormir: cenar algo ligero dos horas antes de dormir y nunca acostarte con hambre porque podrías despertarte en plena madrugada para atacar el refrigerador con lo primero que encuentres.

2. Intentar tomar la menor cantidad de líquido en la noche porque, claro, eso también te despertaría para ir al baño.

3. Nunca realizar actividades que ameriten mucha energía justo antes de ir a la cama, tanto físicas como intelectuales.

4. Alejar pantallas, por favor. Nada de celulares, laptops o tablets en la cama.

5. Crear una rutina antes de dormir es ideal, ya sea de higiene u otra, como meditación o hacer la cama.

6. Dormir con ropa holgada y de algodón, además de mantener una temperatura agradable en la habitación.

7. Finalmente, recuerda que la cama es para dormir. Así que te recomendamos realizar todas tus actividades, ajenas al sueño, fuera de la misma.

EJERCICIO FÍSICO

Una rutina diaria de actividad física al día es un regalo enorme que puedes darte a ti mismo, a tu cuerpo, a tu sistema inmunitario y, por qué no decirlo, a tu propia alma. Nuestros días están llenos de momentos donde tendemos a sentir estrés, fatiga, rabia o emociones que nos llevan a consumir energía que podríamos invertir en actividades que nos hagan sentir mejor.

No se trata de que te apuntes mañana mismo en el gimnasio más cercano a tu casa, compres toda la indumentaria y complementos para llevar una vida fitness (aunque si así lo prefieres, pues estupendo). Sino en que reflexiones sobre ¿qué idea asocias a "ejercicio físico"? Ahora que lo has pensado, que puedes visualizarlo...¿es algo que te guste, algo en lo que te veas feliz? En general, suele asociarse el "ejercicio físico" a sacrificio, a pesar de que a diario realizamos acciones que nos mantienen en un movimiento constante.

Por otra parte, existen prácticas a las que nos parecería "raro" (en el caso de que no las conozcamos) asociar a "ejercitarse". Lo principal es tomar en cuenta que el ejercicio que podrías implementar en tu rutina diaria, independiente de cuál sea, ayudará a que tu sistema inmunológico mejore. Eso sí, antes de adentrarte en una práctica debes tener una consciencia plena de tu cuerpo: cuáles son sus posibilidades físicas. ¿Tienes alguna discapacidad o patología que te impide realizar alguna práctica específica? En tal caso, debes consultar con un fisioterapeuta o kinesiólogo, y seguramente te recomendará algo que te apasione y al mismo tiempo te ayude.

Insistimos en eso que suena tan sencillo pero que se alcanza con mucha consciencia: ser feliz. Si vamos a ocuparnos de nuestro cuerpo, es necesario verlo como lo que es: nuestro hogar, donde habita el ser. Querernos, porque valemos mucho, porque siempre lo merecemos, porque somos importantes para nosotros mismos. Así que vamos, aquí solo recomendaremos algunas de las disciplinas que podrían ser multi-generosas con tu cuerpo y mente.

-YOGA

Si has practicado yoga sabrás perfectamente que se trata de una disciplina o arte milenario de India que no solo promueve la salud física sino también la emocional. El yoga no es solo un actividad física sino que busca el equilibro íntegro del individuo que la practica. Nos parece muy importante que se destaque entre las recomendaciones que poco a poco leerás; porque insistimos en que pocas veces se conversa o se discute sobre la relevancia que tienen nuestras emociones, nuestro equilibro mente-cuerpo con respecto a las enfermedades que podríamos padecer. Por ejemplo, para una persona con alergias alimentarias o que sufra de dermatitis atópica, las emociones son determinantes, ya que influyen en la salud de su piel.

Esa reconciliación con tu cuerpo que puede ofrecerte el yoga no se trata solo de realizar perfectamente todas las posturas (asanas) sino también en conjugar esos movimientos con la respiración (pranayama), la meditación (de la que hablaremos más adelante), cantos (kirtan), sellos energéticos (mudras), mantras y rituales. El yoga puede ser practicado en soledad o en compañía bajo la guía de un instructor o instructora. Y no, no debes preocuparte por pensar que jamás podrás lograr pasar tus piernas por encima de tu cabeza. Existen diversas prácticas, desde niveles para principiantes hasta avanzadas.

Podrá parecer un cuento antiguo pero esta práctica es un hermoso complemento tanto físico como mental, ya que permite que solo estés allí, con tu cuerpo, consciente del mismo, del amor propio. Entre los beneficios fisiológicos encontraremos que disminuye la rigidez muscular, aumenta la flexibilidad, mejora la circulación de células inmunitarias, entre otras tantas. A su vez, contribuye de manera increíble al bienestar emocional y la estabilidad mental.

Apenas un par de prácticas de una hora a la semana, además de las posturas (que ya domines a la perfección para evitar cualquier lesión muscular) en casa antes de descansar o por las mañanas, podrán llevarte a tener días más íntegros a nivel energético y a dormir mejor. ¿Ves cómo todo está interconectado? Todas las ramas se entrelazan para formar un álamo resistente.

-DANZA

Bueno aquí estamos ante una actividades que sí o sí has practicado una o muchísimas veces: bailar. El solo hecho de bailar unos minutos tu canción favorita al iniciar el día, puede representar un enorme paso desde lo terapéutico para llevar una vida más saludable. Recuerda, la conexión de cuerpo-mente contribuyen siempre a que tu sistema inmunológico se sienta apoyado. Cundo bailamos se activan muchos músculos por lo que es un excelente ejercicio cardiovascular (sí, directo a la sangre, directo a la producción de esas espléndidas células inmunitarias. ¡anota eso!) y a su vez se trata de una hermosa manera de relajarte y divertirte. Ya sea que bailes solo o en compañía, bailar puede mejorar el día de cualquier persona.

¡La música! Escuchar música es tan terapéutico que en la actualidad es muy común su uso en el área médica para aliviar el dolor, en la rehabilitación neurológica y enfermedades del desarrollo. Está además asociada a la producción de anticuerpos. Imagina entonces lo que sucede cuando esta se combina con movimientos. Ahora, si quieres implementarlo como rutina, no basta solo con esos pasos individuales que inventamos en nuestra casa, sino que sería un excelente idea apuntarte a un grupo de danza donde puedas ir en bicicleta o caminando: salsa, merengue, jazz, tribal, reguetón, danzas tradicionales. Producir calor, aumentar la temperatura corporal al bailar, puede ayudar a reducir el riesgo de infecciones. Es algo parecido a cuando tenemos fiebre, pero sin el dolor.

-NATACIÓN

Puede que hayas escuchado que la natación es uno de los ejercicios más completos y, no estamos seguros de si es "el más completo" pero sí en que es el más flexible y terapéutico. Debemos insistir en esto: cuando los ejercicios físicos que realizamos abarcan desde la alteración física del cuerpo hasta la liberación de estrés y conocer tu ritmo de respiración; estamos ante pequeñas fuentes de felicidad, que al mezclarse con otras promueven un respaldo seguro para el sistema inmunológico.

Para empezar, nadar conlleva realizar diversos movimientos, posturas, estilos en el agua, por lo que a nivel circulatorio resulta maravilloso; lo que al final te asegurará la salud cardíaca. Además, la natación es un deporte muy noble para todas las edades: desde la infancia hasta la vejez, incluso es perfecto si tienes alguna discapacidad, ¿por qué? Porque los estilos de nado son libres y pueden ser adaptados a cada necesidad particular. Otra razón para defender la importancia de nadar es su nivel de bajo impacto; al estar en el agua, el peso de cuerpo se reduce hasta un 90% si estás sumergido o sumergida casi por completo, hasta el cuello. Gracias a la gravedad, a la levedad que proporciona a nuestro cuerpo, poder flotar en el agua con apenas pequeños movimientos que no tienen posibilidad alguna de ocasionar lesiones. Se trata de movimientos sin dolor: el cuerpo nunca va a impactar sobre el agua como lo hace sobre el suelo.

Todos los movimientos que realizamos al nadar no solo proporcionan el drenaje circulatorio sino que, también nos vuelven más elásticos y dan fuerza a nuestros músculos. Quizás no quieras convertirte en un nadador o nadadora olímpico (pero bueno, uno nunca sabe), pero podrías disfrutar del agua, de la levedad del cuerpo, de la consciencia plena de tus pies, piernas, columna, cabeza y brazos; en soledad o en equipo (por ejemplo, el caso del nado sincronizado).

Hablemos un momento del agua y empecemos por la encapsuladas en la piscinas, de su calidad bacteriológica. Podríamos decir que tal expresión es un oxímoron[4]. Reflexionemos sobre eso "calidad bacteriológica" y podrá llevarnos a la palabra patógeno (bacteria, virus, hongo...) y también a "memoria inmune". El agua de las piscinas siempre tendrá bacterias; claro no es lo mismo nadar en una piscina con excelente calidad bacteriológica como en otra llena de hojas, que no ha sido limpiada desde hace semanas y que más que servir para nadar, es un lugar para "bañarse"[5]. Cuando nadamos en una piscina que recibe los cuidados necesarios, habrán bacterias pero estas no van a enfermarte sino que propiciarán la memoria inmune.

Pensemos en la famosa "otitis". Todo nadador principiante puede sufrir una infección que termine en inflación del oído. Sin embargo, el sistema inmunológico pareciera decir: "ok, ya entiendo que esta bacteria estará en contacto con el organismo así que ya estoy preparado para defenderte." Ahora, si te bañas en cualquier piscina que se cruce en tu camino, sin temor a nada, el sistema inmunológico diría algo como: "ok, no abuses de mí, por favor." Una de las características que pudiesen aumentar el riesgo a contraer infecciones durante y después de la natación en piscinas son:

1. Intercambio de toallas, chalecos, lentes y gorros.

2. Practicar el ejercicio en piscinas cubiertas (al no tener contacto con el sol son más susceptibles a la proliferación de bacterias y hongos).

3. Cuando están revestidas con antideslizantes.

4. No ducharse y secarse bien luego del nado.

5. Fortalecer, obviamente, el sistema inmunitario y nunca nadar cuando tus defensas estén bajas: tener algún resfriado, no tener una buena alimentación, falta de sueño o estrés excesivo.

Si ya quedó claro tal punto, es el turno del agua deliciosa y maravillosa (entre muchos adjetivos que halaguen) del mar. ¡Qué decir del agua marina! Es toda una experiencia nadar en la playa. Aunque pueda resultar muy peligroso para principiantes y por supuesto, para niños, adultos mayores y personas con discapacidades que dificulten el movimiento. Pero, si te sientes con la confianza suficiente y además eres alguien prudente, nadar en agua salada te brindará beneficios bellísimos.

Solo el aroma del agua salada, pasear por la orilla de la playa, el contacto de tus piel con la arena, ya es terapéutico: elimina el estrés y mejora el ánimo. Incluso, ver el atardecer en la playa podría sosegarnos, alegrarnos, conmovernos. Imagina entonces los beneficios que podría tener nadar en la playa. Entre estos está (como mencionamos antes) el general: mejorar la circulación de la sangre, aliviar las articulaciones. Ahora, algo que solo ofrece el agua marina es el alivio de patologías de la piel y de los pulmones. Al contener tantos minerales, resulta atractiva para el sistema inmunológico. Eso sí, no debes tomarla nunca directamente; es decir, recogiéndola con tus manos. La brisa marina estimula también la renovación celular (otro punto a favor de nadar en el mar). ¿Sabes qué sería grandioso? Que practicaras yoga en la playa.

Pero como todo en esta vida, tiene contras. Al igual que las piscinas, hay aguas marinas donde no deberías nadar por nada del mundo: las que están contaminadas. La contaminación de las aguas por basura, heces, petróleo y otras sustancias, las convierte en el peor enemigo para el sistema inmunológico. Por lástima, la mayoría de los humanos no consideran eso al momento de arrojar sus desechos al mar. Pero tú, que ya eres consciente de que mientras más contaminación, más seres vivos son afectados (incluyéndote), sabrás tomar precaución con respecto al agua marina donde debes o no debes nadar.

ALIMENTACIÓN BALANCEADA

Una alimentación balanceada es esencial para mantener una buena salud, tanto física como mental. Ya sea que llevemos un estilo de vida con dieta omnívora, vegetariana o vegana, está en nosotros encontrar el equilibro para nutrir nuestro cuerpo con lo que este necesita para ser funcional. Recuerda que si se trata de ser un álamo fuerte, con flores radiante, la alimentación es crucial.

Exponer una larga lista de alimentos que podrían ser incluidos en cada tipo de dieta para mejorar el sistema inmunológico seguro te desanimaría un poco si eres de las personas a quienes no les gusta seguir regímenes alimenticios. Entonces, revisemos los nutrientes que apoyan al sistema inmunológico y dónde puedes encontrarlos. De esta manera podrás elegir los alimentos que se adaptan a tu dieta o no, para jugar un poco y considerar cuándo puedes optar por suplementos alimenticios o vitaminas en cápsulas.

-EL SUPER PODER DEL AGUA

Sí, seguramente pensarás: "¿hasta cuándo escucharé ese consejo?" pero... ¿realmente lo has implementado? El agua es la fuente esencial para vivir. Así como los árboles, si no consumimos agua, nuestras hojas se irán desprendiendo hasta morir. Al menos ocho vasos de agua[6] deben ser consumidos al día. Pero a ver, no se trata de que despiertes y tomes los ocho vasos de una vez. Disfrutar de un vaso de agua tibia con limón en ayuna es excelentísimo aliado del sistema inmunológico, ya que contiene vitamina C.

-VITAMINA C

Empecemos por la Vitamina C, esta no puede ser almacenada por nuestro organismo ya que cualquier exceso se pierde en la orina. Esto quiere decir que eres libre de consumir toda la vitamina C que quieras, y de hecho tus células inmunitarias lo agradecerán. Existen varias formas de consumir vitamina C, la primera es mediante alimentos: limón, kiwi, brócoli, naranja, fresas, cerezas, frambuesas, arándanos, todas los vegetales de hojas verdes y frijoles verdes o arvejas.

Si no tiendes a comer muchos vegetales y verduras, te animamos a que intentes integrarlos a tu dieta poco a poco, a tu ritmo. Recuerda que la comida, más que alimentarnos, también existe para darnos gusto, para hacernos felices. Entonces, podrías considerar consumir más vegetales como una oportunidad para conocer nuevos sabores y texturas. ¿Por qué es tan importante? Pues, sí podrías consumir frutas ricas en Vitamina C pero quizás no sea suficiente (recuerda que el cuerpo no almacena esta vitamina). Y bueno, para qué decirlo, si eres vegetariano o vegano solo diviértete.

Lo ideal para cualquier tipo de dieta es que la comida no se establezca con rigidez (a menos que padezcas alguna patología que así lo amerite). Ser creativo, animarse a combinar alimentos, sembrar o comprar aquellos que nunca has probado, es esencial. Por ejemplo, si todas la hojas verdes son ricas en vitamina C, no tienes que comer acelga todos los días, ¿no? Espinacas, apio, lechuga, col rizada, rúcula, repollitos de bruselas, hojas de zanahorias, remolacha, rábanos, entre muchas más se posición también como excelentes opciones.

¿Qué es super importante al momento de consumirlas?

Lavarlas, por supuesto. Dejarlas en remojo en agua y con un poco de vinagre de ser necesario. Sobre todo cuando no provienen de fuentes orgánicas.

Si prefieres cocinarlas (como en el caso de la espinaca y la acelga) intenta solo saltearlas, que no pierdan por completo su frescura.

Por último, no las congeles para hacer jugos o batidos. En ese caso es preferible licuarlas frescas y luego agregar cubos de hielo. Y, sí, sabemos lo provocativas que pueden resultar esas bolsas de frutos congelados en el supermercado pero es preferible que todo sea fresco. Puede que lleve más tiempo de elaboración pero así tu sistema inmunológico no se sentirá estafado.

Sabemos que, de no estar acostumbrado, puede parecerte una tortura tomar un vaso de batido o jugo verde, pero para animarte existen dos consejos:

1. No pensar en los sabores que no te gustan sino en cuáles sabores son más familiares para ti, unos que te agraden.

2. Nunca digas que algo no te gusta si no lo has probado.

Sobre la primera, pues, digamos que te gustan las limonadas. Entonces ¡agrega limón al jugo verde!; también te gusta cuando la comida pica un poco ¡agrega jengibre al jugo verde!; disfrutas las bebidas azucaradas, ¡agrega azúcar morena, miel pura o panela al jugo verde! Y sí, esto puede sonar gracioso pero es tan fácil como eso: combinar cosas que te gustan con otras que no mucho. De esta forma tu paladar se irá acostumbrando poco a poco. No eres el único que ha pasado por ese proceso, así que ¡ánimo!

Bueno, ahora que ya descubriste el maravilloso mundo de los batidos verdes que incluyen apio, espinaca, pepino, jengibre, limón, y todo lo que quieras más un toque de miel... ¡Veamos qué más necesita tu sistema inmunológico!

Suplementos alimenticios y multivitamícos.

Esto es un hecho: la convencional pirámide alimenticia que conocemos se ha venido abajo debido a que existen millones de personas, con diversas dietas, que llevan vidas saludables. Siempre existirán alimentos que consumas muy pocos o nunca. Para ello existe una alternativa: los suplementos alimenticios y los multivitamínicos. Revisemos algunos que serán geniales para proteger tu organismo pero, antes que nada es necesario recordar que el control médico y los exámenes de laboratorio específicos son los que mostrarán cuáles nutrientes se encuentran con deficiencia, siendo esto una alarma para replantearte sobre lo que estás consumiendo y cómo mejorarlo.

-ZINC

¿Has escuchado hablar sobre este mineral? El mismo cumple un rol muy importante en la regeneración de tejidos celulares, es decir que ayuda a la sustitución de células viejas por células nuevas. Recordemos que nuestro sistema inmune está compuesto por células blancas. Entonces, a todo mineral o vitamina que respalde a las mismas le decimos ¡Adelante!

Sin embargo, debes estar muy atento a no exagerar con el consumo de zinc, ya que su exceso podría resultar perjudicial; se recomiendan 15mg al día. Nuestro cuerpo de por sí, no asimila el zinc, de hecho solo utiliza el 20%. Es la vitamina C (de nuevo protagonista) quien ayuda a que nuestro organismo lo asimile. No debes temer a "excederte de zinc" cuando llevas una dieta balanceada. Solo presta atención a que si lo consumes por medio de multivitamínicos: 15mg al día.

Entre los alimentos que contiene este mineral, encontraremos: almendras, avena, pollo, semillas de calabaza, hígado de res o pollo, almejas, cacao. Y vale, te apoyamos si crees que es mejor consumir todos los nutrientes de fuentes naturales pero existen las alergias, dietas que no incluyen algunos alimentos y bueno, ¡el gusto de cada persona! Así que la opción de consumirlo mediante cápsulas y con mucho autocontrol, es totalmente viable y hasta necesarios en algunos casos. Es muy importante consumirlo porque si nuestro organismo presenta deficiencia de zinc, esto debilitaría en gran medida el sistema inmunológico.

-VITAMINA A

Tres palabras: visión, genética y piel. La vimanita A, a diferencia de la C, sí se establece en el cuerpoal ser liposoluble[7], específicamente en el hígado. Esta vitamina se divide en grupos y el más importante y común es el betacaroteno; un antioxidante que protege a las células para evitar el deterioro por patógenos.

Alimentos que la proporcionan: Carne de pollo y pavo, leche y sus derivados, pescados y mariscos, huevos... ¿Y dónde quedan las opciones para dietas veganas? Pues, es importantísimo el consumo de garbanzos, lentejas, batata, zanahorias, brócoli, alubias y espinaca. ¡Mucho jugo de zanahoria entonces!

-VITAMINAS B

Este grupo de vitaminas son esenciales para nuestro organismos. De seguro podrás conseguirla en cápsulas, asegurándote el consumo de todas. Pero bueno, insistimos en el hecho de que pueden obtenerse mediante los alimentos y que, ante todo, deberías elegir esa vía. Enfoquémonos en dos: la vitamina B12, la vitamina B6 y la B9.

La vitamina B12 contiene metilcobalamina y cobalamina, estas son primordiales para fortalecer el tejido nervioso y mantener sanos los glóbulos sanguíneos. La cantidad que deberían consumirse solo puede ser consultada con un médico o nutricionista, ya que varía con respecto a la edad y a la interacción con fármacos que pudieses estar tomando. Esta vitamina se encuentra, principalmente, en la carne; por este motivo las personas con dietas vegetarianas o veganas deben consumirla mediante cápsulas u otras presentaciones

Alimentos que la proporcionan: Hígado de res, almejas, pescado, carne de aves, huevos, leche y sus derivados, levaduras nutricionales, entre otros.

La vitamina B6 es conocida como Piridoxina presentándose como excelente aliada del sistema inmunológico, y aunque seguramente la consumas inconscientemente ya que se encuentra en mucho alimentos, si padeces una enfermedad autoimnunitaria es necesario que la refuerces mediante suplementos. Las posibilidades de toxicidad son mínimas, es decir que el porcentaje de consumo excesivo de vitamina B6 es casi o totalmente nulo.

Algunos (entre muchísimos) alimentos que la proporcionan: garbanzos, atún, salmón, carne de pollo, plátano o banana y frijoles.

El Ácido Fólico o Vitamina B9 es determinante ya que ayuda a la división celular en el organismo. Cuando no se consume lo suficiente, puede provocar patologías del sistema sanguíneo y cardiovasculares. Recuerda que el corazón es el responsable del bombeo de sangre (donde se encuentran las células inmunitarias).

Alimentos que lo proporcionan: harinas de maíz, pasta, arroz, espárragos, hígado de res (de nuevo), hortalizas de color verde, naranjas, maníes, frijoles negros y rojos.

-COBRE

Este mineral también juega un rol importantísimo con respecto a nuestro sistema inmunológico ya que se encarga de apoyar la producción de tejidos conectivos y vasos sanguíneos. Igualmente, como te mencionamos acerca de la cantidad recomendada de Vitamina B12, lo mejor es consultar a tu médico sobre la cantidad de cobre que necesita tu organismo. Este mineral casi siempre está presente en complementos mutivitamínico y multiminerales.

Alimentos que lo proporcionan: hígado de res (que va ganando hasta ahora), mariscos, ostras, nueces, semillas de sésamo y girasol, chocolate, papas, champiñones, aguacate, tofu (al fin un frente ante los lácteos), garbanzo, cereales de trigo e integrales.

-SELENIO

Debes asociarlo a la prevención de infecciones ydaño celular. La cantidad de consumo también depende de la edad. Algo muy interesante de este nutriente es que si bien se encuentra en muchos alimentos, cuando se trata de vegetales va a depender de la cantidad de selenio presente en la tierra donde estos fueron cultivados. Y, cuando se consume carne, la cantidad de selenio en esta dependerá del selenio presente en la comida de los animales. Cuando compres un multivitamínico, puedes verificar si contiene selenio al leer en su etiqueta: selenometionina y selenato de sodio.

Si cultivas los vegetales que comes, puede que necesites consumir algún suplemento que contenga selenio. Sin embargo, los alimentos que te aportarán este nutriente (en baja o alta cantidad) son: mariscos, pan, cereales, carne de ave, huevos, y productos lácteos.

¿QUÉ SON LOS PROBIÓTICOS?

Se trata de microorganismos vivos que luego de ingerirlos logran darle un empujón a la nutrición básica (todo lo que hemos revisado hasta ahora). Es como si sobre la capa prrotectora tuviésemos otra capa protectora, un refuerzo a la misma dieta balanceada. ¿Por qué hemos dejado para el final esta información super elemental? Porque creemos que el primer hábito a ser tomado cuando decidimos ayudar a nuestro sistema inmune para defendernos de bacterias, hongos, virus y cualquier patógeno; es implementar una dieta balanceada.

Entre las múltiples funciones de consumir probióticos podrían destacarse:

1. Ayudan a la digestión

2. Favorecen la absorción del calcio, el hierro y el magnesio.

3. Eliminan microorganismos nocivos para la salud, evitando que estos se multipliquen.

4. Reduce los síntomas de dermatitis atópica en lactantes.[8]

5. Estimula la formación de ácido láctico.

Por todo eso se usa como refuerzo para el sistema inmunitario.¿Y dónde podrás encontrarlos? Pues, se recomienda consumirlo por medio de lácteos fermentados: yogurt, bebidas, leches y queso cultivados. Sin embargo, también podrías obtenerlos mediante complementos: batidos, cápsulas, bebidas, entre otros. Si sufres de alergias, solo un inmunólogo podría recomendarte probióticos y cómo consumirlos.

LA HORA DEL TÉ Y DE LAS INFUSIONES.

Las infusiones y el té verde son una de las formas más creativas y terapéuticas (por los aromas) para fortalecer el sistema inmunológico. Hay "fórmulas", mejor dicho "mezclas" especiales para cumplir fines específicos. Vamos a enfocarnos en aquellas que nos protejan más y que, por supuesto, sean deliciosas tanto para los amantes del té y las infusiones como para los que darán el primer paso.

-EL FANTÁSTICO TÉ VERDE

La principal función del té verde es la de ser antioxidante, pero cuenta con tantas pero tantas propiedades que existen libros especializados para explorarlas. Sin embargo, lo ideal es que conozcas cuáles de esas van dirigidas exactamente al fortalecimiento del sistema inmunológico. Nuestro cuerpo produce antioxidantes naturalmente, aunque son tantos los patógenos a los que nos encaramos día a día que, bueno, tomar este poderoso té con frecuencia aumentaría nuestro nivel de protección

Su alta concentración de antioxidantes genera la producción de células T (las más empoderadas, como vimos al principio) Ahora, no es recomendable, ni por lejos, poner todas nuestras esperanzas en el té verde. Sí, es verdad que es un poderoso antioxidante, pero debemos ser congruentes llevando una alimentación balanceada. En pocas palabras: si tomas una taza de té verde al día pero no haces ejercicios, no comes ni duermes bien, tendrías una especie de efecto sube y baja, donde el mayor peso estará representado por malos hábitos.

-RADIANTE CÚRCUMA

Esta especia que también es conocida como "azafrán de la India", es una de las más empleadas en la medicina oriental por su principal ingrediente: la curcumina. Esta genera ventajas en el sistema inmunológico ante enfermedades y cualquier patógeno que quiera agredirlo. Puedes implementarla en tus comidas y también en infusiones. Sus usos son tan múltiples como la magnitud de sus propiedades. De hecho, no solo es reconocida por se un excelente antioxidante sino también por ayudar a la eliminación de bacterias y virus que ya están en nuestros cuerpos.

La cúrcuma puede ser mezclada con otras especias, como la pimienta negra, para funcionar como fuente antiinflamatoria (necesaria cuando tenemos alguna infección) y que a su vez estimule al sistema inmunológico para que realice el mejor esfuerzo posible, a la generación de nuevas células inmunitarias. Entonces, ¿qué más podríamos decirte de esta radiante y medicinal especia? ¡Ah! Por si fuera poco, se destaca previniendo la gripe. Si no la has probado, te aseguramos que su sabor es delicioso y su aroma también.

- AROMÁTICO JENGIBRE

El jengibre es una planta que tiene fines medicinales como la protección gastrointestinal, la disminución de dolores, mejoría de resfriados, aceleramiento del metabolismo, entre muchos más. Por otro lado, el toque especial que puede darle a la comida está en otro nivel. De hecho es un ingrediente tradicional de la comida asiática. Seguramente lo has probado pero ¿has intentado tomarlo como infusión? Y no nos referimos a solo agregarlo al agua caliente (que también es perfecto, si te encanta su sabor) sino a las combinaciones que podrías hacer para repotenciar sus propiedades. Por ejemplo, té de jengibre con una toque de miel, o té de jengibre con cúrcuma, o con cualquier especia o flor cuyo sabor te encante. Lo mejor de esta planta, por lejos, es su aroma. A veces, es necesario sentarse, respirar y disfrutar de los aromas que te ofrece la naturaleza; estar en contacto con la misma.

MEDITACIÓN Y RESPALDO PSICOLÓGICO

El sistema inmunológico nos protegerá siempre que nosotros nos encarguemos de proteger su hogar: nuestro cuerpo. Se trata de un abrazo que parte de ti hacia ti. Hablemos de cómo nos reconciliamos con nuestros cuerpos y en qué nos apoyamos para hacerlo. No queremos que con esto logres hallar respuestas filosóficas (aunque sería estupendo) pero, ¿te has preguntado qué tan estresado o angustiado estás hoy?, ¿cómo sientes tu cuerpo?, ¿cuánto tiempo has dedicado en este día para su cuidado?

Independientemente de las respuesta que surjan, son tus respuestas, así que no te juzgues. Juzgarte a ti mismo es crear una barrera muy gruesa entre la reconciliación de lo que eres y lo que quieres ser. Además que, algo muy normal es ser duros con nosotros mismos; llegar al final de día y culparnos por no haber realizado esta u otra actividad. Quizás por falta de tiempo, quizás por solo quedarte en cama, quizás por no tener muy claras tus prioridades. No seas duro contigo, ya lo que sucedió así fue, lo importante es que puedas aprender de cada una de las experiencias, conservar lo que te ha beneficiado como individuo e intentar cambiar poco a poco hasta desechar aquellas que te han perjudicado.

A nadie le gusta tener enemigos y mucho menos archi-enemigos, así que no te conviertas en la persona o ente que te ataca. Así como tu cuerpo, tu organismo, es noble y generoso intentando protegerte a diario; deberías serlo tú contigo mismo o contigo misma. Lograr un equilibro entre nuestro estado físico y mental no es algo que sucede de un día a otro. Primero, se inicia por una etapa de conocimiento y reconocimiento de lo que eres y lo que vales como ser humano. Esto se aleja mucho de lo que has logrado o no, según tus propias expectativas o sobre las expectativas de terceros: familiares, amigos, parejas. Solo tú has ocupado el mismo lugar desde el nacimiento hasta la actualidad: tu cuerpo.

Partamos de allí: el cuerpo. Un ejercicio muy potente es que, en silencio, en cualquier momento del día y en una posición cómoda, cierres los ojos y con tu mente vayas recorriendo desde los dedos de los pies hasta tu cabeza. ¿Qué encontrarás en ese camino? Pues, cada una de las partes que te conforman. Las sensaciones, cómo sentimos lo que nos rodea, cuáles son los olores que relacionamos a ciertas ideas, el sonido que nos relaja o nos hace sentir feliz y el que nos entristece; el simple contacto de tus pies sobre el piso frío o tibio. Todo es válido para comenzar ese proceso de consciencia. ¿Por qué es esto tan importante? Porque de nada vale leer un libro sobre cómo reforzar tu sistema inmunológico, ese que protege tu cuerpo, si no sabes qué es lo que estás protegiendo y por qué. Sería como lanzar un barco al mar sin propósito alguno, ¿no crees? Uno que puede hundirse, uno que solo se sostiene a flote por la incertidumbre. Y sí, honestamente, la incertidumbre es algo que también debemos aceptar como individuos para contar con buena salud mental; aprender a lidiar con esta.

Imagina que apenas estás plantándote como árbol, a ti mismo. Muchas manos querrán colaborar en que estés en la tierra más fértil, aquella donde puedas crecer con firmeza, donde puedas sentirte pleno o plena. Entonces, pregúntate ¿qué estás plantando y para qué? Si estás leyendo este libro, ya tienes una certeza: esa necesidad por saber cómo podrías ayudarte a ti mismo para evitar contagiarte de enfermedades. Ese un excelente punto de partida. Recuerda, un álamo no es, desde todo su esplendor, un árbol fuerte desde el inicio. Comienza como una pequeña planta hasta crecer muy alto. También cambia con las temporadas, sus hojas adquieren un color hermoso en otoño para después caer y prepararse para brotar de nuevo en primavera. Algo parecido pasa con nosotros: atravesamos procesos, unos más inesperados que otros; enfermedades, unas más graves que otras. Cada uno de esos momentos, esas experiencias únicas, son nuestras.

Alcanzar la consciencia plena del cuerpo y mente es un camino en el que no se anda rápido pero sí a paso constante. Es por eso que resulta necesario, luego de contarte todo sobre tu sistema inmunológico, cómo funciona este (desde la interacción de tus células blancas o inmunitarias hasta la manera en la que asimilas vitaminas y minerales presentes en alimentos); reflexionar sobre recomendaciones de ejercicios físicos como yoga, natación, danza; una buena alimentación, higiene de sueño, té e infusiones. Todo ello nos lleva al punto más relevante de este camino: la meditación y el respaldo psicológico.

Cuando nuestra mente no anda bien, cuando no tenemos un equilibrio entre mente y cuerpo, cuando no nos sentimos bien con nosotros mismos, con lo que somos, es casi imposible que nuestro sistema inmunológico funcione correctamente. La meditación, como palabra, se refiere a algo muy simple: el pensamiento o consideración de algo con atención. Ahora, como práctica, pretende que ese pensamiento y consideración sea sobre nosotros mismos, sobre nuestro cuerpo y mente. Partiendo de poder sentir tu propia respiración, de tomarte cinco minutos al día para estar solo contigo y escuchar tu respiración, ser consciente de cómo están funcionando tus pulmones, cómo puedes inhalar mucho aire para llenarlos y luego exhalar para dejarlo salir en su totalidad.

En la red encontrarás millones de vídeos sobre qué es la meditación, así como guías que te ayudarán a iniciarte en ese proceso. A su vez, existen muchísimas aplicaciones que puedes descargar en tu teléfono. Y claro, estas tienen filtros: puedes ocultar contenido religioso o espiritual si no te interesan. Puedes elegir, de hecho, solo el sonido de las olas para escucharlo antes de dormir. Es que, si lo reflexionamos, cada una de las acciones naturales que podemos poner en práctica para asegurarnos de que nuestras defensas funcionen muy bien, nos llevan a la meditación. El yoga, la danza, nadar, disfrutar de los alimentos, de la música que nos hace felices. La meditación, esa conexión con tu yo, con la consciencia plena de tu cuerpo que habitas, te ayudará muchísimo.

Meditar mejora la respiración y el ritmo cardíaco, la energía y por lo tanto el sistema inmunológico. A su vez, disminuye problemas respiratorios como asma, cerebrales y cardíacos, reduce la presión arterial, entre muchísimos beneficios más. ¿Es maravilloso, no? Cómo nuestro cuerpo es un todo que puede sanar y enfermarse a sí mismo. Entonces, ¿qué debemos hacer para mejorar nuestro sistema inmune? Primero que nada: respirar y ser consciente de que estás vivo y mereces ser feliz.

Puede que pienses que esto suena como algo que requiere cierto nivel de complejidad, que quizás no tienes tiempo o que algunas situaciones, enfermedades, preocupaciones te sobrepasan. Eso también es humano, es natural y sano. Lo que no sería sano es dar por sentado cada una de esas situaciones, quedarse agrietado en la soledad, no buscar respaldo ni ayuda. Pongamos como ejemplo algo muy usual en la vida y que casi vermos como algo insignificante: tanto de niños, como de adultos y en la vejez, nos hace sentir mejor que alguien nos ayude o cuide cuando estamos resfriados. El saber que a alguien más le importas, tu salud, tu mejoría; el saberte respaldado por alguien más, estimula tu pronta recuperación.

Es aquí donde entra en este gran bosque que poco a poco hemos armado como piezas de un puzzle personal: el respaldo psicológico. Sentirnos queridos, primero por nosotros mismos y luego por otros seres, ayuda sin duda a la amplitud de nuestras defensas naturales. Sin embargo, a veces eso no es suficiente en un momento determinado por diversas situaciones. Allí es donde acudir a un profesional de la psicología, terapeuta, o guía, podría servir para que poco a poco halles ese equilibrio necesario para sentirte y estar bien.

Recuerda, siempre es una silla que se sostiene en tres patas: 1. tú siendo consciente de tu propio cuerpo y haciéndote cargo de lo que debes y puedes hacer para mejorarlo; 2. la terapia farmacológica o el consumo de fuentes naturales para tener un respaldo químico; y 3. la terapia física y psicológica. Gracias a esta última, todo el proceso de sanación y protección del cuerpo será más que una posibilidad;será algo que se instala con la firmeza de un árbol y no un simple barco de papel lanzado a la deriva de un océano. No todo el peso debe recaer en ti, sé noble contigo, sé bondadoso o bondadosa contigo, busca respaldo en lo necesario. Un álamo no está solo en un punto del planeta, está rodeado de otros álamos y otras especies, convive con estas y son cruciales cuando necesita apoyo para seguir siendo fuerte.

Hasta aquí llega este libro y esperamos que cada una de las recomendaciones puedan servirte para sentirte mejor.

DE DÓNDE SOMOS O FLOR NATIVA

Cuando pensamos en la palabra "nativa" a qué la asociamos. Este adjetivo, como tal, se refiere a algo que pertenece a un lugar específico, a un territorio, a un país; algo que nace en el espacio que habitamos y que, por lo tanto, forma parte de nuestra identidad. Una flor nativa es parte de un ecosistema, desde los más simple hasta los complejo. Es decir, desde aquellas flores plantadas en un jardín diseñado en nuestras casas hasta aquellas que son parte de un bosque o selva. Sin embargo, estas comparten una característica muy importante: pertenecen a regiones específicas, son autóctonas. A su vez, han evolucionado desde hace millones de años, coexistiendo con todas las especies a su alrededor (un sinfín de fauna y flora) y con el relieve y clima de zonas que representan la conservación de estas. Los pueblos originarios tuvieron y siguen teniendo una amplia conexión, desde su cosmovisión (la manera en la conciben el mundo) con la naturaleza. Cada uno de sus elementos son esenciales para el ser humano. Entonces, podríamos preguntarnos qué tanto lo son, todas estas especies que representan la identidad de pueblos, para nosotros. De allí partimos, de la naturaleza. De la misma dependemos para alimentarnos, respirar, curarnos, conectarnos con lo que somos, humanos que tienen una identidad. Entonces cómo no podríamos pensar en la bondad de estos seres vivos que logran sanarnos, tanto físico como espiritualmente. Por otro lado, la abeja, ese animal minúsculo y hermoso, es considerado por la ONU como la especie más importante del planeta ya que son las polonizadoras, permitiendo así la reproducción de las flores nativas. Te preguntarás por qué deberíamos reflexionar sobre las flores que forman parte de nuestra identidad, y la respuesta es muy sencilla: para comprender la importancia que tienen o deberían tener no solo para representarnos sino también para sanarnos. Casi toda la flora, no solo la nativa por supuesto, puede tomar un rol definitivo para mantener la buena salud física y mental. El matico (*Buddleja globosa)*, por ejemplo, una planta originaria que crece en Perú, Argentina, Bolivia y Chile; tiene la maravillosa propiedad de sanar heridas, cicatrizar, y a su vez aliviar dolores: infusiones para la indigestión de estomago, el herpes, picaduras, hemorroides, cólicos, acné, entre otras más.

Es increíble cómo solo una planta puede ofrecer tanto bienestar. Entonces imagina la cantidad de curas que podrían ofrecer cada una de las especies. En este libro realizaremos un recorrido para conocer sus facultades medicinales. Poco a poco podremos reflexionar sobre la infinidad de usos de las mismas. Y, sobre todo, el papel importantísimo que tienen sobre la *desintoxicación* del cuerpo. Cada día, debido a la alimentación, hábitos y la contaminación, nos llenamos de toxinas nocivas para la salud. ¿Cómo librarnos de ella para llevar una vida más saludable, más pura? ¿Cómo funcionar en equipo con la naturaleza? ¿Cómo reconocer que la flora es esencial en la vida de cada uno de nosotros? Será un viaje maravilloso que compartiremos para ahondar sobre la cualidad medicinal de la naturaleza. ¿Estás listo? ¡Aquí vamos!

CAPÍTULO I: FLOR SALVAJE

Antes de iniciar el recorrido es elemental que podamos conocer qué son las toxinas y cómo funcionan dentro de nuestro cuerpo. De esta manera podrás reflexionar sobre qué tan importante es mantenerlas al margen llevando un estilo de vida más saludable. Todos los seres vivos tienen toxinas en menor o mayor medida. ¿Te has preguntado por qué existen plantas venenosas y otras que no lo son? ¿En qué se diferencian estas? Pues, las plantas liberan toxinas naturalmente para protegerse de agentes externos, como los insectos. Así mismo, estos insectos desarrollan estrategias para poder tolerar esos productos químicos de la planta. Se trata de una pequeña batalla entre seres vivos. Ahora, esas plantas que son tóxicas para repeler insectos y otros animales, no siempre lo son para los seres humanos.

Sin embargo, cuando una planta es altamente tóxica, puede ser perjudicial y hasta letal tanto por su contacto (hojas, raíces, pétalos) como por su consumo. Veamos un ejemplo perfecto: la hortensia. Seguro conocerás esta hermosa planta cuyas flores resaltan por su colores que van desde el azul, rosa y violeta; muy decorativas en jardines. ¿Puedes creer que son altamente tóxicas? Y no, no se trata de que nos alarmemos, solo de que podamos entender que no todas la plantas son buenas para el organismo, no toda la naturaleza existe para el consumo (comer o beber) humano. La sustancia presente tanto en las hojas como en las flores de las hortensias, es la hidragina unida a un ciánico, familiar del cianuro. No podrías sufrir una intoxicación fuerte si prueba una hortensias pero sí es posible que sufras de diarrea, dolor de estómago y vómito. Si la dosis de esta fuese constante podría provocar hasta un paro cardíaco. Como la hortensia, existen muchas más: trinitarias, ricino, azucena, cicuta... A ver, pero este no es un libro para que le tengamos miedo a las flores, solo es necesario reconocer que, así como el cuerpo humano tiene agentes protectores, las plantas también.

El cuerpo humano, con respecto a las toxinas, es una especie de flor salvaje. ¿Y por qué? Pues, porque naturalmente las producimos y las desechamos, pero también podemos obtenerlas de factores externos (alimentación, hábitos, contaminación ambiental), saturarnos de estas hasta el punto de ser salvajes con nuestro propio organismo. Pero bien, veámoslo todo a detalle.

¿QUÉ SON LAS TOXINAS Y POR QUÉ NECESITO ELIMINARLAS DE MI CUERPO?

Las toxinas son sustancias tóxicas producidas por microorganimos que resultan venenosas para las células huéspedes o donde se acumulan. Estas provienen de agentes externos que entran en contacto con nuestro sistema inmune. Para que podamos observarlo de manera más sencilla, digamos que estas toxinas se dividen en dos tipos: la endotoxina y la exotocina. ¿Cuáles son las diferencias?

La endotoxina es aquella que está anclada a las bacterias y que, aún cuando no es liberada o esparcida en el organismo, producirá una reacción en el cuerpo humano. Esto dependerá, por supuesto, del estado de nuestro sistema inmunológico al reconocerlas pero, cuando las bacterias logran invadir a las células, el resultado de esa toxicidad será la fiebre. De estas endotoxinas sí que cuesta deshacerse, ya que son moléculas termoestables[9]. Así mismo, estas no generan anticuerpos ya que solo produce una reacción general en nuestro organismo y, finalmente, no son tan tóxicas, es decir que su nivel de toxicidad es bajo.

Por otra parte, la exotoxina sí es liberada en el cuerpo por un microorganismo: proteínas o enzimas. A su vez ataca a un tejido muy específico con alto nivel de toxicidad, no como las endotoxinas que solo producen un efecto genérico en el cuerpo. Es decir que, la exotoxina va muy directo a un lugar específico del cuerpo.

Por ejemplo, un exotoxina llamada "enterotoxina", afecta directamente al estómago, el tracto intestinal y, por supuesto, conlleva al vómito y la diarrea. Generalmente provienen de alimentos que consumimos. Ahora, ya que son muy específicas sí inducen a la síntesis de anticuerpos. Es por ello que, quizás algún alimento nos lleve al baño la primera vez pero, al crearse anticuerpos ya nuestro sistema inmune comienza a activar su memoria. Pero bueno, ¿quién quisiera enfermarse del estómago si puede evitarlo?

Y ya que hablamos sobre las exotoxinas, debemos comentar que estas provienen de factores externos: alimentos que consumismo, aire contaminado (de hecho, cada vez que respiramos estamos asimilando toxinas), agua clorificada, con flúor y metales. De esta manera podríamos incluir, no para nuestra sorpresa, aquellas toxinas que provienen de agentes químicos y del área cosmética. Es decir que, sí, es inevitable que podamos estar salvos de las toxinas. Forman parte de nosotros, de manera natural.

Entonces, ¿por qué querríamos saber sobre cómo eliminarlas?

Pues, las toxinas, no solo provienen de los alimentos. Si fuese así, podríamos simplemente adoptar una dieta específica y balanceada para no saturarnos de toxinas. Y aquí está el punto, las toxinas no es lo que nos hace daño sino la dosis, la acumulación de estas. Cada día nuestro organismo está expuesto al consumo de toxinas, pero este cuenta con los órganos y procesos necesarios para desecharlas. Es como un globo: cuando lo estás inflando con el aire de tus pulmones este va cambiando su forma; cuando dejas de soplar comienza a desinflarse volviendo a su estado normal. Así, más o menos, funciona nuestro cuerpo con respecto a la asimilación de toxinas. Entonces imaginemos qué pasaría sin inflásemos más y más y más ese mismo globo, obviamente estallaría. Lo que necesitamos saber es que, a pesar de que nuestro cuerpo tenga la propiedad de asimilar y desechar toxinas, no podemos sofocarlos con las mismas.

Bueno, entonces como supuestamente no hay nada que hacer ya que con una buena alimentación no basta y eso los "único" que está en nuestras manos, podríamos decir "¡Mala suerte, cuerpo...eso sí, soporta lo más que puedas!". Y no, si somos una flor salvaje que reacciona a las toxinas y que a su vez sufre la acumulación de estas debido a la mala alimentación, contaminación atmosférica y de aguas, químicos y hasta desniveles emocionales y trastornos de sueño; debemos asumirnos como flores salvajes: este es nuestro cuerpo y debes ocuparnos del mismo para mantener una buena salud.

HÁBITOS QUE NOS LLENAN DE TOXINAS

Antes de ver cuáles hábitos podrían estar incrementando en tu cuerpo la acumulación absurda de toxinas, sería ideal mencionar algunas de las enormes y hasta irreversibles consecuencias. Primero, algunas de las señales: envejecimiento prematuro de la piel, acné, halitosis o mal aliento, fatiga y cansancio constante, mal olor corporal, estreñimiento, gases, pesadez, orina más densa y de color intenso, irritabilidad, nerviosismo, retención de líquido, presión arterial alta, entre muchas más.

Quizás algunas de esas señales o síntomas puedan sonarte familiares, pero esto no se trata de culparnos a nosotros mismo, sino de comprender más cómo funcionamos y cuáles cambios podríamos adoptar para que nuestro organismo esté más sano, y por lo tanto, nos sintamos mejor, más felices y cómodos en el cuerpo que será nuestro hogar durante esta vida. Unas de las señales de alto nivel de toxinas están asociadas a ciertos malos hábitos que seguramente ya conoces pero no está de más ahondar un poco en los mismos para evaluar qué tanto nos afectan.

Otro punto que es definitivo sobre el consumo y desecho de las toxinas es el metabolismo, ¿qué significa esto? Pues, el metabolismo o biotransformación son especies de malabares que tienen lugar en nuestro cuerpo cuando entra en contacto con sustancias químicas. Estas pueden ser cualquiera: desde aquellas que inhalamos[10] hasta las que tomamos, como el alcohol etílico. Estos malabares son trasformaciones que sufren los tóxicos para convertirse en hidrosolubles y ser fácilmente eliminables a través de la orina. Es decir que, el metabolismo es responsable de bajar el nivel de toxicidad de sustancias y de eliminarlas.

¿Has escuchado comentarios como "No puedo adelgazar rápido porque mi metabolismo es lento"? Seguramente, y es que el metabolismo tiene un factor o condición genética. Las personas con metabolismo rápido o moderado tienen la capacidad de realizar esos malabares con una soltura increíble. Ya veremos más adelante dónde suceden estas transformaciones, en cuáles órganos. Por ahora no nos adelantemos y regresemos para conocer los malos hábitos que llenan de toxinas nuestros cuerpo y que, independientemente de que tu metabolismo sea rápido lento: son muy perjudiciales para la salud.

Alcohol etílico o etanol

Esto no es un secreto: la ingesta excesiva de alcohol es uno de los peores enemigos del organismo. Cuando el etanol entra en contacto con la sangre, al ser hidrosoluble (líquido), lo asimilamos muy rápido. Es por eso que luego de una copa de vino ya sentimos los efectos. Bien, esa copa de vino viaja hasta el hígado para ser transformada y por lo tanto desechada mediante la orina. Pero... ¿qué sucedería si consumiésemos una botella completa? Estamos hablando de 4 a 6 copas (o hasta más dependiendo del tamaño de esa botella) de vino.

Lo primero es que nuestro hígado diría algo como: "no me exijas tanto, por favor", ya que lo sobrecargamos, lo forzamos a realizar su acción transformadora al límite. Por eso, cuando se es alcohólico o alcohólica, se corre el riesgo de padecer una cirrosis hepática.[11] ¿Puedes consumir alcohol si gustas? Claro, pero sin excesos del mismo ya que está altamente dotado de toxinas, además que si está mezclado con otras sustancias es más difícil transformarlo para que sea hidrosoluble.[12] Y, si no lo consumes, maravilloso, estás siendo muy responsable sobre tu salud.

Tabaquismo

¡Ni hablar de esto! Seguro la primera palabra que viene a tu mente al mencionar tabaco o cigarro es: nicotina. Y sí, la nicotina es la responsable de generar adicción, de crear fumadores y fumadoras. Pero la pesadilla del organismo no para allí porque no es solo nicotina la sustancia incluida en un cigarrillo sino también: monóxido de carbono, gases irritantes y sustancias cancerígenas, radicales libres y oxidantes, metales y elementos radioactivos como arsénico, níquel, cromo, cadmio, berilio; no se trata de explicar a profundidad cada uno de estos químicos que entran en contacto con nuestros pulmones, sino de que podamos visualizar la magnitud de este asunto, sus efectos tóxicos.

Tanto para fumadores activos como para los fumadores pasivos, existen consecuencias tóxicas. Es por ello que cada vez existen más leyes para disminuir su consumo y prohibir fumar en espacios cerrados y públicos. Ahora, la toxicidad dependerá de los cigarros fumados al día, la antigüedad del hábito, la profundidad de las inhalaciones y el tipo de cigarro. Lo que sí es una verdad: fumar es uno de los hábitos más tóxicos que existen. Uno de sus efectos más tristes es el cáncer.

Hay miles de estudios acerca de la toxicidad del tabaco y sobre cómo disminuir su consumo hasta eliminar el hábito, así que podríamos llenar este libro con solo esa información de manera resumida (y seguro la extensión aumentaría). Sonará un poco macabro pero: eliminar las toxinas producidas por el tabaco podría llevar hasta diez años desde que se deja de fumar.

Exceso de comida

La frase "todos los excesos son malos", aunque suene cliché, no podría distar más de una falsedad. No se trata de prohibirnos o negarnos el placer de consumir ciertos alimentos altos en azúcares o grasas, solo en ocasiones esporádicas. Por ejemplo, asistir a un evento como una boda o cumpleaños (que ya sabemos gozan de excesos) te llenará de toxinas, sí, pero tu cuerpo se encargará de eliminarlas. Sin embargo, esto no sucederá tan pronto como crees. Por ello es muy necesario ayudarlo, servirle de soporte. ¿Y cómo hacemos eso? Pues, implementado rutinas alimenticias para desintoxicar y probar todo lo que nos ofrece la naturaleza para sanarnos.

Pongamos sobre la mesa todo lo contrario a darte un gustito de comida: consumir cantidades monumentales cada día de tu vida, desayunar, comer y cenar pan, ingerir azúcar hasta más no poder, pastas, pizzas, carne roja y todos sus derivados, leche proveniente de animales, colorantes y enlatados, etc. Un buen ejercicio para identificar cuántas toxinas consumes podría ser llevar un diario donde anotes qué comes en una semana, sin hacer trampa.

Azúcar

La famosa y deliciosa azúcar. Sobre esto, es importante reconocer que no todo el azúcar es dañino para la salud ya que podemos obtenerla de manera natural: frutas, miel orgánica, dátiles, pasas... La cosa se complica cuando el azúcar que consumimos viene en un empaque del supermercado, cuando es refinada. No es necesario que agregues azúcar a tu jugo de mango, frambuesa, piña, guayaba o naranja, solo por mencionar algunos.

Así como la nicotina del tabaco, el azúcar o sacarosa es una sustancia adictiva. De hecho, hasta un consumo excesivo de "azúcares saludables" es nocivo para la salud. Muchos especialistas la tachan de venenosa ya que es la principal causa de la diabetes, produciendo algo llamado: agotamiento del páncreas.[13]

Sal

No podemos decir que existen dos tipos de personas: las que consumen sal y las que no. De hecho, no toda la sal es alta en toxicidad. Regresemos al caso del azúcar, la sal refinada sí es terrible para nuestro organismo, esa que encontramos en el supermercado. De hecho, salar de más cualquier preparación de comidas, es malo para la salud.

Sin embargo, tenemos alternativas que se han popularizado en los últimos años: sal en grano. Estas provienen de dos fuentes, el océano o las minas. Ambas son ricas en minerales que, al no pasar por refinación industrial, carecen de químicos artificiales; siendo más saludable para el consumo humano. La sal de grano ofrece una amplia variedad, riquísima no solo a nivel de sabor sino también de propiedades terapéuticas.

Tanto así que consumir sal en grano con moderación mejora la digestión, fortalece el sistema inmunológico, ideal si eres alérgico o asmático ya que funciona como antihistamínico natural y te permite respirar mejor. El mal hábito recae en consumir sal refinada y en exceso.

Harina de trigo

Este es un tema delicado para los amantes del pan, de los pasteles, galletas entre otras delicias culinarias; pero es necesario que veamos qué sucede con el harina de trigo y en qué medida puede ser tóxica para el organismo. Al menos cada 1 de 100 personas padecen la enfermedad celíaca y hasta 5 de cada 100 desarrollan niveles de intolerancia al gluten que se encuentra en este cereal al que conocemos como trigo.

Ahora, sacando los casos que están vinculados estrictamente a factores patológicos, encontraremos que el harina de trigo es perjudicial para la salud. Existe un hongo llamado Fusarium, este se adhiere a las espigas cultivadas de trigo y muchas veces afecta la calidad del mismo. La afección que genera el fusarium en el trigo llega al punto de producir toxinas terribles para la salud del humano y de animales. Sin embargo, resultaría un tanto inusual preguntarse al momento de comprar un paquete de harina: "¿tendrá esto hongos?" Por ello, se recomienda consumir la menor cantidad de harina de trigo posible. Además, el trigo tiene una cantidad de carbohidratos y azúcares abominable. Con esto no estamos lanzando al pan a la borda (aunque deberíamos), pero sí advirtiendo que el organismo estará cargado de toxinas si lo consumimos con desmesura.

Lácteos y derivados

Cuando nacemos, el período de lactancia es crucial con respecto al crecimiento y desarrollo del organismo. Sin embargo, al superar tal etapa es común que comencemos a consumir leche de vaca o de cabra. Los seres humanos somos los únicos que consumimos leche de otras especies. ¿Suena un poco raro, no? Este un tema que causa mucha controversia en la actualidad: ¿Por qué tomamos leche de vaca y por qué la relacionamos a una fuente de calcio, vitaminas y minerales? La publicidad ha jugado un rol determinante sobre esto.

Básicamente, la leche de vaca contiene proteína animal que nuestro cuerpo desconoce. Es por ello que, muchas personas son alérgicas e intolerante no solo a la lactosa sino a la proteína que contiene la leche animal y sus derivados. Seguro muchos de nosotros la relaciona a una rica fuente de calcio pero es todo lo contrario. La leche contiene caseína, que se adhiere al intestino y dificultad la absorción de nutrientes.

A su vez, la leche animal afecta a muchos órganos. Por un extremo puede causar anafilaxia (en el caso de ser alérgico) y por otro, problemas digestivos y de la piel. En general, el ser humano, por naturaleza, no asimila la leche de vaca como algo saludable, simplemente se adapta al patógeno. No es que debas eliminar el consumo de leche animal por completo en tu vida, sino de reducirlo lo más posible. Ya el mito de "beber un vaso de leche al día es saludable" ha sido desplazado por laa investigaciones médicas.

Productos conservados

Cuando consumimos alimentos conservados, estamos cargando a nuestro organismo con toxinas botulínicas, esta es una neurotoxina que bloquea los músculos y llega a paralizarlos cuando tiene un nivel muy alto de toxicidad. Por ejemplo, comer o tomar alimentos que se encuentran en latas mal conservadas.

No dormir y sedentarismo

Recordemos que el desecho de toxinas se debe a la óptima funcionalidad de algunos órganos, es decir que si estos necesitan de alguna muleta, seguramente seremos más propensos o acumularemos más sustancias tóxicas. Al dormir de manera ininterrumpida y sin pesadillas, recuperamos toda la energía invertida en el día; nuestro cerebro sabe que es momento de recuperarnos con el propósito de conservar la buena salud al despertar. También, cuando practicamos actividades físicas, y con esto no nos referimos a inscribirnos en el gimnasio sino al hecho mínimo de una sesión de baile, de mover el cuerpo por lo menos una hora al día, estamos colaborando con el buen funcionamiento de los órganos.

¿Qué pasará entonces si somos sedentarios y no dormimos bien? Pues, que las toxinas que consumimos a diario se acumulen ya que: primero, nuestros órganos irán agotándose y, segundo, que el mismo estrés y tensión que generan ambos actos, incrementa la producción de toxinas.

¿POR QUÉ DEBERÍA OPTAR POR LA MEDICINA NATURAL?

Iniciaremos la respuesta con un ¿por qué no? A ver, cada día de nuestras vidas hemos estado expuesto a millones de patógenos, agentes malignos que se encargan de enfermarnos. Por lo que, desde niños, puede que nos hayan impuesto el uso de drogas farmacéutica, y eso, lamentablemente, queda en nuestra sangre y con el tiempo va destruyendo las funciones de los órganos.

Un caso muy sencillo para verlo con claridad es: la piel se brota y lo primero que nos recomiendan es un fármaco de uso tópico pero se nos indica que puede ser usado solo por tres a cinco días. ¿Por qué? Porque su uso prolongado es dañino para la salud. Entonces, deberíamos preguntarnos si aplicar cristales de sábila, por ejemplo, sobre lesión tópica, sería dañino o perjudicial para nosotros a largo plazo.

Las personas que alcanzan un alto nivel de longevidad suelen llevar vidas muy saludables, alejándose de alimentos, fármacos y otras sustancias que solo intoxican al cuerpo humano. Ciertamente hay cosas que podemos evitar pero otras que, por lástima, se salen de nuestras manos. Con esto nos referimos a la contaminación del aire y del agua. Cuando respiramos aire contaminado, cuando tomamos agua llena de metales, estamos llenando de toxinas nuestro cuerpo. El mismo tiene la capacidad de desecharlas pero, si pudiéramos ayudarlo, ¿por qué no lo haríamos de forma natural?

Es necesario llenar de pureza, regresar al estado natural del ser, a su contacto con la naturaleza. La medicina natural ofrece infinitas propiedades para sanarnos. Pensemos solo en nuestros antepasados, en los pueblos originarios. Solo basta con mirar un poco hacia atrás para comprender cómo funciona nuestro cuerpo, qué necesita y si estamos dispuestos a dárselo o no, a ser nobles con el mismo. Y bueno, lo seguro es que, si estás leyendo este libro, es que porque ya diste ese primer paso.

CAPÍTULO II: PISTILO

¿Qué es el dolor y qué son las enfermedades? En pleno siglo XXI podríamos definir esto con facilidad. Y es que, luego de siglos de avances médicos existen respuestas para casi todas las patologías. Sin embargo, siempre habrán incógnitas, puntos vacíos que hasta la fecha presente, la medicina tradicional no ha logrado explicar: virus, bacterias, y otros patógenos que han surgido y que no tienen cura. Incluso existen algunos muy inesperados que no cuentan con un tratamiento para aliviar el dolor y deterioro del cuerpo humano.

Esa característica de la incógnita, del ensayo y error, del vacío, es algo que le sucede al humano desde la antigüedad, desde su período nómada. Es algo que forma parte de la naturaleza, de cómo nos enfrentamos a lo que nos acontece o nos adolece. Los estudios sobre la evolución de la humanidad e historia nos ofrecen una ventana amplia sobre cómo nuestros antepasados aliviaban los dolores y enfermedades y, de existir algo en particular que se repita en todas la civilizaciones es: el uso de las plantas con fines terapéutico.

La literatura siempre ha servido para explicar el mundo, es por ello que gracias a las crónicas sobre los pueblos originarios y la poesía, podemos entender la cosmovisión de cada pueblo, incluyendo sus rituales y terapias. Es maravilloso ver cómo el humano, desde la antigüedad hasta el tiempo presente, ha encontrado alivio en la naturaleza, en las plantas. Y seguramente te interesará saber cómo, entre tantas propiedades terapéuticas de las plantas, logra estructurarse ese entramado. Pues, esto nos lleva a una palabra clave: fitoterapia.

¿QUÉ ES LA FITOTERAPIA?

La fitoterapia no es más que la ciencia encargada del estudio de las propiedades medicinales de la plantas para prevenir y tratar patologías específicas, siendo esta reconocida por la Organización Mundial de la Salud. A diferencia de la medicina tradicional o convencional, la medicina natural gana por tres aspectos: primero, no está llena de químicos como lo que nos ofrece la industria farmacológica; segundo, su enfoque es holístico, no solo tratan una patología en específico sino que ayudan a que nuestro cuerpo encuentre equilibrio; tercero, que son considerablemente más asequibles. La fitoterapia ofrece beneficios para toda la salud pero resulta más que efectiva cuando hablamos de padecimientos del sistema digestivo, colon e hígado.

MEDICINAS NATURALES PARA DESINTOXICAR

Cuando nuestro cuerpo está saludable y libre de toxinas (o al menos de la acumulación de estas) se refleja: la piel está más saludable, el cabello más brillante, la digestión en perfecto funcionamiento, el sueño equilibrado, nuestro ánimo más estable; en fin, lucimos más activos, felices y sanos. Ese estado no es un sueño, de hecho puede lograrlo cualquier persona siempre que esté comprometida a cuidar su organismo.

SANGRE

En la sangre se concentran todas nuestras células inmunitarias y es, desde el comienzo, la que transporta todas las sustancias a los órganos para que estos las asimilen. Por lo tanto, desintoxicarla es muy importante, sobre todo cuando la persona ha presentado alguna adicción a sustancias: alcohol, tabaco y drogas. Pero, ¿qué asociamos a la palabra drogas? Debemos tener claro que esto incluye, por supuesto, a la industria farmacológica. De hecho, el consumo de fármacos de manera prolongada en muy nocivo para la salud. Todo queda en nuestra sangre y debe ser depurado: el aire contaminado que respiramos, la comida poco saludable, agua llena de metales.

Medicina natural	Propiedades
Bardana	Infusión que es diurética para eliminar líquido retenido.
Sauco	El sauco tiene un efecto laxante.
Cola de caballo	Será una de nuestras protagonista, entre sus propiedades está la antiinflamatoria. Además puede ayudar en la mejoría de anemias leves.
Ortiga	Como todo el proceso metabólico está interconectado, la ortiga sirve como diurético y estimulante del sistema linfático. Es una de las plantas medicinales que más se usa por su poder *desintoxicante*.
Zarzaparrilla	La raíz de esta planta es depurativa. Ayuda en el proceso de desintoxicación por su alto nivel de minerales, potasio y magnesio. También puedes usarla para estimular la sudoración y la orina.

HÍGADO

El hígado es el órgano protagonista de esta historia donde buscaremos cómo desintoxicar el cuerpo. Este funciona como una especie de filtro, transformando las toxinas a un estado hidrosolubles para poder desecharlas. Por lo tanto, es crucial que lo cuidemos. Al comienzo revisamos cómo el alcohol etílico afecta directamente a nuestro hígado, y bueno, solo tenemos uno.

Existen muchas plantas medicinales que pueden ayudar a depurar nuestro hígado pero lo más importante es que seamos consciente de que no solo basta con tener una solución sino de que, al experimentarlo, al evidenciar cómo nos sentimos luego de iniciar un tratamiento a base de plantas, podamos ampliar nuestra perspectiva, sintiéndonos más en contacto con la naturaleza. ¡Empecemos entonces!

Medicina natural /alimentos	Propiedades
Cardo mariano	Elimina acumulación de medicamentos, metales, contaminantes ambientales.
Cúrcuma	Mejora la función hepática, ayuda a la digestión y regula el nivel de azúcar en la sangre.
Raíz de diente de león	Es un diurético por excelencia, por lo que ayuda a eliminar las toxinas muy rápido. A su vez, fortalece el sistema inmunitario.
Alimentos con probióticos: Yogurth vegetal, pepinillos y vinagre manzana.	Introducen bacterias que favorecen al sistema digestivo.
Semillas de chía y linaza	Fuentes de grasas esenciales. Omega 3 que desinflan tanto el hígado como el colon. También favorece al sistema digestivo previniendo el estreñimiento.

COLON

El colon es el órgano encargado de desechar diariamente, en heces, las toxinas que consumimos durante el día. El estreñimiento sucede cuando algo no anda muy bien en el colon, ya sea por sobresaturación de toxinas o por estados de estrés o nervios. Muchos de nosotros ha sufrido de estreñimiento alguna vez en la vida y sabemos el malestar que puede causar tanto físico como mental. Y no se trata solo de la imposibilidad de defecar sino de la inflamación del abdomen y de cólicos. Entonces, ayudar al colon a que pueda hacer su trabajo consiste en dos compromisos: no abusar de los alimentos que consumimos, sobre todo aquellos que no son ricos en fibra; y segundo, utilizar la medicina natural para limpiarlo.

Puede que estés pensando en que el estreñimiento no es el mayor antagonista del colon. Y sí, tienes razón, lo es el síndrome de colon irritable o intestino irritable, que no solo incluye el estreñimiento sino también la diarrea, hinchazón y, por supuesto, puede disminuir la calidad de vida de muchas personas. Las causas aún no están muy claras pero se asocian a la genética y malos hábitos alimenticios.

Existen muchas plantas, vegetales y frutas que son generosas con nuestro colon y que, por lo tanto, deberías tener en cuenta:

Medicina natural / alimentos	Propiedades
Menta	Gran aliada de los procesos digestivos. Esta tiene como sustancia activa el mentol. Combate las flatulencias, el vómito, la inflamación y las náuseas. Estimula el flujo de la bilis, por lo que aumenta la digestión como tal.
Manzanilla	¿Recuerdas que le estrés aumenta la generación de toxinas? Pues, la manzanilla es una de las plantas que más beneficios tiene. No solo para el sistema digestivo, ya que es un calmante del sistema nervioso por excelencia.
Fibra: Harina de avena, vegetales verdes y frutas.	Material vegetal que estimula los movimientos intestinales, ayuda al sistema digestivo para desechar.
Papaya o lechosa	Esta exótica y deliciosa fruta contiene beneficios innumerables: fibra, vitamina A, vitamina C, diurético, antioxidante, mejora el estado de la piel y previene enfermedades cardiovasculares.
Aloe vera o sábila	Seguro has usado esta planta con fines terapéutico ya sea a nivel tópico o tomándola directamente al extraer sus cristales. Te ayudará a eliminar la retención de líquido y grasa, por lo que la cantidad de toxinas que desecharás será enorme.

RIÑONES

Los riñones son los encargados de procesar más de 180 litros de sangre y eliminar todos las sustancias que están llenas de toxinas y el agua que tomamos en exceso. Recordemos eso, que todo lo que consumimos en exceso es perjudicial par la salud. ¡Hasta el agua! Tomar solo dos litros al día es lo recomendable y, quizás te haya pasado pero hay días donde en las noches nos preguntamos "¿Tomé agua hoy?". Y sí, cuando no existe el hábito, resulta un poco complicado calcular cuánta agua has tomado. Un tip especial es comprar alguna botella de un litro, así sabrás que debes beber dos al día.

Los riñones trabajan muy duro para mantenernos saludables, así que regresarle al menos dos litros de agua al día, evitar el consumo excesivo de alcohol, el tabaco, disminuir la cantidad de sal (y nunca preferir la refinada), la comida enlatada y todos los alimentos procesado; resultaría significativo. Ahora, además de llevar una vida saludable, es necesario apoyar a los riñones para limpiarse de cualquier sobrecarga de toxinas.

Medicina natural /alimentos	Propiedades
Cola de caballo	La cola de caballo no solo es un diurético por excelencia sino que también ayuda a que no retengamos líquidos. También alivia la cistitis (dificultad para orinar).
Perejil	Los platos que contiene perejil son deliciosos, desde su aroma hasta su sabor. Lo mejor de esta planta es que mejora la respiración, es diurética, ayuda a que el proceso digestivo se lleve a cabo de la mejor forma, entre otras. Ahora, al combinarla con ajo se potencia muchísimo más.
Raíz de piedra o chanca piedra	Esta planta se consume por infusión y ayuda a la limpieza completa de los riñones, desde aliviar la cistitis hasta la eliminación de cálculos renales.

Cada una de las especie de plantas, aun cuando formen parte del mismo ecosistema, siempre tendrán una características que las destaque entre todas a la vista quienes la contemplan: los colores, la forma de sus pétalos, su tamaño. Así como existen millones de especies que coexisten, lo hacemos nosotros. Cada una de nuestras partes, las que nos sostienen, se destacan solo cuando reciben la atención y cuidados necesarios.

No existe un plan de desintoxicación como tal. Es decir que no hay una regla a seguir. Al contrario, se trata de una infinidad de posibilidades, un reto para poner a prueba la creatividad. Vamos a ayudarnos en la guía para conocer las propiedades y aplicaciones de ciertas especies del reino vegetal para que, luego de que te conviertas en una experta o experto del mundo detox, puedas crear tus propia rutina, una que no sea impuesta, sino de la que puedas disfrutar, hacerla parte de tu día a día.

Los planes de desintoxicación no solo deben ser aplicados cuando presentemos una patología como tal, o cuando ya nuestro cuerpo está al borde de las toxinas. No, lo recomendable es que sea preventivo, que puedas poco a poco ser consciente de tu propio cuerpo, de sus necesidades, las señales que te presenta a diario. Recuerda que es solo tuyo y que, desde que llegaste al mundo estás expuesto a todas la toxinas, las que se comen hasta las que se respiran. Pero no lo tomemos con un gran drama, es parte del vivir, y puede llevarse con equilibrio, adoptando costumbres, siendo más nobles con nuestro organismo.

PLAN DE DESINTOXICACIÓN
SMOOTHIES

Los famosos smoothies. Seguro te sonará "batidos verdes". Y sí, algunos son verdes pero no todos. A ver, solo tomar un vaso de agua con gotitas de limón en ayuna, es excelente para salud. Entonces, imagina cómo te ayudarías preparando bebidas especiales que atiendan específicamente a la desintoxicación del cuerpo. Sí, puede sonar un poco complejo al principio el hecho de no saber ni siquiera qué podrías agregar a tu batido, ni si debe tener una temperatura especial de agua, si hay una cantidad específica, cuántos vegetales, frutas y especies deberías sumarle, etc.

Vamos por parte. Primero, lo genial es que se preparan súper rápido y que no necesitas ser un experto para hacerlo; segundo, no debes ir al supermercado con una lista de ingredientes especiales. Quizás ya tengas todo lo que necesitas en casa.

En un smoothie se mezclan frutas y vegetales en una licuadora sin extraer, en su mayoría, la cáscara. De esta manera, los batidos verdes, por ejemplo, podrían llevar manzana verde sin pelar, apio, limón, espinaca, jengibre para aromatizar, etc. Muchos podríamos optar por congelar las frutas y vegetales antes de batirlos, pero no es lo recomendable. Lo ideal sería licuarlas, bien lavadas, con agua a temperatura ambiente y si prefieres, luego podría agregar un poco de hielo. Todo depende, primero de tu gusto y luego de las necesidades. Quizás sea un día de verano y necesites alguna bebida fría.

Generalmente, deberías preparar una aproximado de 500ml de batido, recuerda el tema de los excesos, ¿no? Sobre los momentos ideales para tomar smoothie, pues algunos especialistas recomiendan tomarlos en el desayuno, así se inicia el día de manera muy saludable, descartando esos alimentos que a veces consumimos por estar apresurados: pan, mermelada, huevos fritos, etc. Un smoothie se prepara igual o hasta más rápido y te llenará de la energía necesaria para abordar tu día.

¿Cuáles podrían ser algunas mezclas para tus smoothie?

1. Remolacha, zanahoria, limón y naranja
2. Espinacas, limón, apio, manzana verde y pepino.
3. Zanahorias, apio, limón, naranja y espirulina.

Los jugos, por otra parte, pueden ser preparados con aquella frutas que más nos gusten; todas conservarán propiedades para purificar nuestro cuerpo. Recuerda que, lo más crucial al momento de desintoxicar, es la alimentación rica en vegetales y frutas.

AGUAS DETOX

Así como existen personas que disfrutan del hecho de tomar agua purificada, sin ningún tipo de saborizantes, hay otras que prefieren ser más creativos, conocer nuevos sabores y aromas. Y, por supuesto que no estamos refiriéndonos a las aguas saborizadas que se encuentran en el supermercado. ¡Eso echaría a la borda todo nuestro esfuerzo por llevar un dieta desintoxicante! Estamos hablando de mezclas frescas que se pueden realizar en tu casa, con pocos ingredientes y que, sin duda, darán un plus a la hidratación. La clave está en dejar reposar frutas, vegetales y plantas en agua por un rato para que esta se impregne de su sabor y fragancia, ofreciéndote así todas las propiedades al momento de tomarla.

Fresa y albahaca:

Te encantará si prefieres los frutos rojos y sabores cítricos pero con toque dulzón. Corta una fresa en rodajas y agrega unas hojitas de albahaca fresca. De verdad es toda una delicia e ideal para una tarde que no sea tan calurosa. La fresa contiene mucha vitamina c y la albahaca, además de aroma increíble, posee propiedades antiinflamatorias.

Jengibre y limón:

El lugar para los sabores picantes y ácidos. Quizás no sea el gusto de muchos pero el jengibre es aromático y terapéutico en general, tanto en bebidas frías como en infusiones. Basta con que elimines la piel y ralles un poco para que salga todo su sabor y luego agregues unas rodajas de limón. Recuerda que no se trata de un jugo, no debes exprimir el limón, ya que lo se busca es que el agua se impregne de fragancia y tintes de sabor.

Toronja y tomillo:

Agua más "arriesgada", perfecta para quienes están dispuestos a probar todas las mezclas. La toronja es amarga y riquísima en vitamina c. El tomillo, por su parte, reduce problemas digestivos, es antiinflamatorio y diurético. El sabor del tomillo fresco es un poco picante, con tintes de menta, muy aromático. Entonces, quizás podrías agregar algún endulzante, como miel orgánica.

Patilla/sandía y menta:

Muchísima agua. Esta es la mezcla más hidratante, además que tendrá dulzor natural. Es esa combinación entre dulce y menta lo que le dará un toque especial. Entre sus propiedades, ¿recuerdas el tema de la fibra? Pues la patilla es rica en fibra, vitamina A, vitamina C y un desintoxicante excelente.

Pepino y limón verde:

Esta agua es fresquísima, ideal para días muy calurosos donde debemos hidratarnos el doble. El pepino es rico en agua y fortalece el sistema inmune. Por su parte, el limón verde también tiene un efecto diurético por lo que aumenta la micción u orina y ayuda a que las toxinas se eliminen más rápido.

Piña y naranja:

Cuando retemos mucho líquido, nos sentimos hinchados o pesados, lo mejor será tomar esta agua de piña y naranja, ya que contiene bromelia, una enzima que facilita la digestión de los alimentos.

Naranja y rábano:

El rábano también tiene un papel protagónico al momento de desintoxicar el cuerpo, ya que limpia los riñones, la vejiga, y el aparato digestivo. La naranja, con su alta dosis de vitamina C y sabor cítrico, será la perfecta compañera.

Canela y manzana verde:

La canela en rama tiene un aroma increíble y acelera el metabolismo. Recuerda que al tratarse de aguas detox y no de batidos o jugos, lo ideal es que no se use la canela molida sino en rama. Sin duda la canela con la manzana verde son el mejor equipo en todas sus presentaciones debido al sabor pero, hablando de las propiedades, la mazana tiene mucha fibra que estimula la desintoxicación y acelera el proceso de quemar grasas.

INFUSIONES

Las infusiones son una de las más maravillosas herencias de nuestro antepasados. Ya que no solo conservan propiedades curativas sino que son ampliamente terapéuticas. El solo aroma delas plantas y especias al entrar en calor, ya prepara al cuerpo para recibir con alegría los beneficios, el cuidado que nos ofrece las naturaleza.

Desde siempre hemos visto cómo las infusiones logran calmar el dolor, el malestar general, aliviar resfriados comunes y gripes. Esa es la asociación que tendemos a hacer con respecto a estas preparaciones. Sin embargo, detrás hay muchísimo más. Cuando se preparan infusiones específicas pueden tener propiedades desintoxicantes.

Todo se trata de revisar cuáles plantas podrías mezclar, que sus sabores no sean amargos (de verdad, si solo agregas lo que tengas a mano, no podemos asegurar que el sabor será el mejor). Ciertamente algunos paladares se adaptan más rápido a nuevos sabores que otros. Y si no estás acostumbrado a tomar infusiones, lo recomendable es que empieces por las de sabores más deliciosos, como la manzanilla.

Las mejores infusiones desintoxicantes

La cola de caballo u ortosifón:

Esta planta es ideal para depurar a nivel orgánico y para reducir la acumulación de grasa, cosa que nuestro hígado apreciará bastante. A su vez, al funcionar como depurador, también puede emplearse para revertir el sobrepeso. Su sabor es muy amargo, por lo que podrías endulzarlo con otras plantas de sabores fuertes como la naranja, la menta, anís y ¿por qué no? Algún otro endulzante natural, como la miel. Si no fuera poco con depurar, el ortosifón también funciona como diurético, siendo un gran aliado de los riñones al momento de desechar sustancias tóxicas del organismo.

Té verde:

El té verde es conocido y probado por muchos. Hay personas a quienes les gusta el sabor y otras cuyo paladar lo concibe muy amargo. Para este último caso, todo se trata de acostumbrarse a nuevos sabores; lo recomendable es tomar sin endulzar pero podrías optar, al principio, por agregar media cucharadita de miel orgánica. Este té aumenta la cantidad orina, depura el organismo, reduce la grasa en el hígado y purifica la sangre. Pero, como todo en la vida, no debes abusar del mismo.

Toronja:

La toronja también es conocida como pomelo y tiene un sabor amargo. Quizás te guste o no pero lo cierto es que limpia el aparato digestivo y urinario como nada. También te ayuda a disminuir un poco el apetito para no abusar de los alimentos, y facilita la digestión. Y, por supuesto, es un fuente riquísima de vitamina C. La manera de prepararlo es troceándola y déjandola hervir solo por un minuto, dejar reposar y tomarlo. No es recomendable guardarlo en el refrigerador o recalentarlo.

Boldo:

Esta planta también es muy reconocida por sus propiedades depurativas. Esto se debe a que contiene flavonoides que ayudan a eliminar las toxinas. Aunque sea tan desintoxicante, no es recomendable que se tome muy a menudo. De hecho, las mujeres embarazada no deberían tomarlo porque podría ser abortivo. Es importante que tengas en cuenta que no se trata de tomar cualquier hierba y lanzarla a la infusión; recordemos que no todas las plantas pueden ser consumidas por humanos.

El jengibre:

Es que el jengibre se presenta por sí mismo: tiene antibióticos naturales, alivia los cuadros de resfriados y dolores de garganta. A su vez, es muy bondadoso con respecto a la digestión, reduciendo la náuseas y gases. En fin, elimina muchísima toxinas y bacterias del cuerpo. Y, la mejor parte es que podrías incluir en otra infusión, por ejemplo: manzanilla y jengibre; o limón y jengibre.

[1]Según MedlinePlus (Biblioteca Nacional de Medicina de EE. UU.): El sistema linfático es una parte principal del sistema inmunitario del cuerpo: una red de órganos, ganglios linfáticos, conductos y vasos linfáticos que producen y transportan linfa desde los tejidos hasta el torrente sanguíneo.

[2] Enfermedad cuyos síntomas son: sarpullidos y ampollas en toda la piel, prurito o comezón y fiebre.

[3] Los pesticidas son usados para evitar el ataque de virus, hongos, hierbas, roedores, insectos y cualquier otro patógeno que quieran destruir a las plantas.

[4] Un oxímoron sucede cuando se combinan dos conceptos que se rechazan entre sí. Por ejemplo: noche blanca, música silenciosa, fuego frío.

[5] Sí, bañarse y no nada. Con esto nos referimos a las personas que entran a la piscina sin ducharse antes, con ropa sucia y... hay que decirlo: la usan hasta como urinario.

[6] El agua debe ser filtrada. No es recomendable tomar agua directamente del grifo, mucho menos en estos tiempos donde la contaminación del agua se ha incrementado a niveles descomunales, por lo que suele contener altas dosis de cloro. Por otro lado, tampoco tiene mucho sentido y hasta resultaría contraproducente consumir agua embotellada (cuando estas no sean reutilizables).

[7] Cuando es liposoluble puede diluirse en cuerpos grasos, por lo que no podría ser liberado mediante la orina (como en el caso de la Vitamia C)

[8] La dermatitis atópica es una enfermedad que inflama la piel, produciendo rosetones y mucho picor. Se debe a alergias ambientales y alimentarias. Generalmente se presenta en la niñez debido a antecedentes genéticos de asma y alergias.

[9] Las moléculas termoestables son una especie de cadena entrecruzada cuya resistencia es muy fuerte; son rígidas y duras.

[10] Por ejemplo, cuando cargamos de gasolina el auto o coche, inhalamos el olor de la misma, un petroquímico. Sin embargo, como la cantidad es mínima, el organismo podrá desecharla naturalmente. Entonces, imagina a cuánta carga tóxica están expuestas las personas que trabajan en esos lugares. Terrible, ¿no?

[11] La cirrosis hepática es un daño irreversible del hígado y que posiblemente podrá agravarse hasta el punto de necesitar un trasplante. Las personas que padecen cirrosis hepática pasan por varias etapas: debilidad y pérdida de peso, color amarillento de la piel, hemorragias intestinales e hinchazón abdominal.

[12] Los cocteles puede incluir un sinfín de colorantes, grasas y conservantes Un simple vaso de piña colada tiene cada una de esas características.

[13] El páncreas es un órgano encargado, en parte, de producir insulina: baja el nivel de glucosa en la sangre.